护理创新能力培养

主编 朱爱勇 刘 睿 沈南平

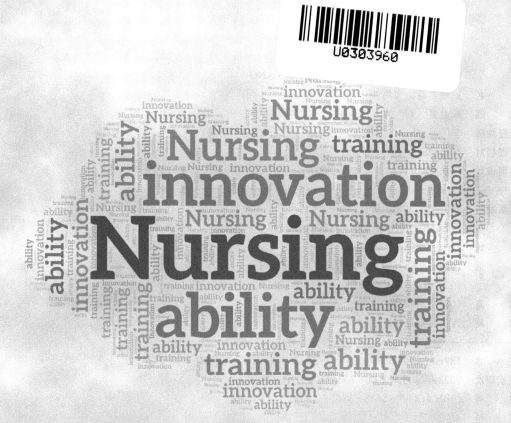

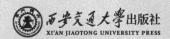

西安交通大学出版社
XI'AN JIAOTONG UNIVERSITY PRESS

图书在版编目(CIP)数据

护理创新能力培养 / 朱爱勇，刘睿，沈南平主编. —西安：
西安交通大学出版社，2023.8(2024.5重印)

ISBN 978 - 7 - 5693 - 3367 - 1

Ⅰ.①护…　Ⅱ.①朱…　②刘…　③沈…　Ⅲ.①护理学
—高等学校—教材　Ⅳ.①R47

中国国家版本馆 CIP 数据核字(2023)第 145408 号

HULI CHUANGXIN NENGLI PEIYANG

书　　名	护理创新能力培养
主　　编	朱爱勇　刘　睿　沈南平
责任编辑	李　晶
责任校对	秦金霞
封面设计	任加盟

出版发行　西安交通大学出版社
　　　　　(西安市兴庆南路 1 号　邮政编码 710048)
网　　址　http://www.xjtupress.com
电　　话　(029)82668357　82667874(市场营销中心)
　　　　　(029)82668315(总编办)
传　　真　(029)82668280
印　　刷　西安日报社印务中心

开　　本　787mm×1092mm　1/16　　印张　10.625　　字数　203 千字
版次印次　2023 年 8 月第 1 版　2024 年 5 月第 2 次印刷
书　　号　ISBN 978 - 7 - 5693 - 3367 - 1
定　　价　42.00 元

如发现印装质量问题,请与本社市场营销中心联系。
订购热线:(029)82665248　(029)82667874
投稿热线:(029)82668805

编委会

主　编

朱爱勇(上海健康医学院)

刘　睿(上海健康医学院)

沈南平(上海交通大学医学院附属上海儿童医学中心)

副主编

王　莉(上海健康医学院)

沈　君(上海健康医学院)

祝　毅(华东师范大学)

秦　峰(上海戏剧学院)

贺亚楠(同济大学附属东方医院)

徐　婷(上海健康医学院)

编　委

(按姓氏音序排序)

阿依加马力·萨力(喀什职业技术学院)

白　鹭[大连市妇女儿童医疗中心(集团)]

曹文婷(上海健康医学院)

陈雪梅(海军军医大学)

陈　颖(上海健康医学院)

陈　莉(上海中医药大学附属龙华医院)

陈敏贤(上海健康医学院)

储　奕(上海健康医学院)

丁可凡(上海健康医学院)

杜　苗(上海健康医学院)

高　燕(上海市浦东新区公利医院)

葛元鑫(华东理工大学商学院)

龚佳玉（上海健康医学院）

郭利军（上海健康医学院）

杭　蓓（上海健康医学院）

何　丽（上海健康医学院）

胡捷波（上海健康医学院）

胡静超（上海交通大学医学院）

焦建利（上海健康医学院）

蒋　颖（上海健康医学院）

李晓芳（上海健康医学院）

李学美（海军军医大学）

孔庆芳（上海市精神卫生中心）

马　静（上海健康医学院）

南德红（上海健康医学院）

庞海荣（上海健康医学院）

任兴华（空军特色医学中心）

沈玲玲（上海健康医学院）

沈　诞（上海健康医学院）

盛泽凯（上海健康医学院）

时　尉（上海健康医学院）

孙碧赟（上海交通大学医学院附属新华
　　　医院）

孙霁雯（上海交通大学医学院附属上海
　　　儿童医学中心）

谭松珊（上海健康医学院）

汤晓丽（上海交通大学医学院附属上海
　　　儿童医学中心）

万　霞（无锡市人民医院）

吴彬彬（哈尔滨医科大学）

吴佳玲（上海健康医学院）

吴　静（上海健康医学院）

吴芳芳（上海健康医学院）

王　蕾（上海健康医学院）

王小兰（上海健康医学院）

谢安安（上海健康医学院）

胥吟宪（上海健康医学院）

薛文正（上海健康医学院）

杨智昉（上海健康医学院）

于　洋（上海戏剧学院）

杨　军（哈尔滨医科大学）

谢大明（上海健康医学院）

郑　沄（上海健康医学院）

周冬梅（上海健康医学院）

周　烨（上海市徐汇区牙病防治所）

朱稚玉（上海交通大学医学院附属上海
　　　儿童医学中心）

◆● 前 言 ●◆

《国务院办公厅关于深化高等学校创新创业教育改革的实施意见》（国办发〔2015〕36号）指出，深化高等学校创新创业教育改革，是国家实施创新驱动发展战略、促进经济提质增效升级的迫切需要，是推进高等教育综合改革、促进高校毕业生高质量创业就业的重要举措。

本书是对深化高校创新创业教育改革的有益尝试，在"大众创新、万众创新"方针的引领下，针对高等院校护理专业特点编写而成。通过培养护理专业学生的创新创业精神和意识，强化学生创新实践，让学生能初步掌握创新创业基本理论，锻炼和提升学生创新基本素质和能力。

本书充分考虑护理专业的特点与实际，从七个方面介绍了创新思维探索、创新创业队伍组建、创新创业实践的常用技术手段和方法、护理获奖创新项目的案例分析等内容。各章节精心安排了"课程目标""课程导入"等环节，帮助学生由浅入深地了解护理相关的创新创业知识，体现了编写的科学性、先进性和实用性。

本书可作为高等院校护理专业创新创业课程的教材，也可作为医学及其他相关专业创新创业实践的参考教材。

由于编者团队知识水平有限，本书不足之处恳请读者批评指正。

《护理创新能力培养》编委会

2023 年 7 月

◖● 目 录 ●◗

第一章 开启创新创业之门

第一节 大学生创业概述

课程目标

1. 掌握创业的基本流程。

2. 熟悉创业要素。

3. 了解什么是创业。

课程导入

> 小明是一名刚考入护理专业的男生。有人对他说,男护士以后工作好找,很吃香;有人说男生做护士没出息,可以把医学知识进行整合,先从事医药代表等职业,积累经验,几年后尝试自己创业。现在,小明对自己的职业规划有了疑惑。
>
> **请思考:**
>
> 如果你是一名护理专业学生,你对于自己创业会有哪些想法?

一、创业的定义与功能

(一)创业的定义

创业,在《现代汉语词典》(第 7 版)里的定义是"创办事业"。狭义的创业通常指自主创业,即创业者个人或创业团队白手起家进行创业。从广义上来说,创业是不拘泥于当前资源约束、寻求机会、进行价值创造的行为过程。创业并不见得一定要创办一个企业,而是创造性地将资源进行重新整合,抓住机会,创造价值的一个过程。

就护理专业的学生来说,可以结合当前经济社会建设和医疗发展现状,根据国家有关大学生就业创业政策要求,通过所学的护理专业理论和技能,发现和捕捉医疗、健康、养老等市场中的商机,创造出新产品来实现其潜在价值的过程。

(二)创业的功能

第一,有利于资源合理配置,推动行业的发展进步。创业有利于社会资源的合理配置,创业企业要能够生存并获得持续发展,必须具备获得一定社会资源的竞争力。从行业发展来看,创业企业的成功将会影响行业已有的企业经营格局,加剧企业之间经营的竞争,形成优胜劣汰的局面,激发市场的活力,有利于资源向经营良好、效率更高的企业流动,产生更高的经济效益和物质财富。

第二,创业往往伴随着新技术、新工艺、新方法进入市场,促进大量科研成果转化型企业诞生。例如,中国已经步入老龄化社会,养老服务需求剧增,在养老市场中运用新技能、新方法为老年人服务,是护理专业大学生创业面临的机遇和挑战。

第三,创业的本质是一种生活方式。创业可以挖掘个人潜力,把自身优势发挥得淋漓尽致,从而实现自身价值。例如,护理专业大学生利用所学专业知识和自身创意,开设健康管理相关的公司,提供慢性病管理服务,以实现《"健康中国 2030"规划纲要》中健康服务与保障的指标——降低重大慢性病过早死亡率,并最终实现个人的人生价值。

二、创业的要素和过程

(一)创业的要素

创业要素是指创业活动所必须具有的实质或本质组成部分。很多研究者将创业活动视为对于现行规则的破坏,打破市场均衡的过程。因此,在一个时期内对创业元素的研究更多聚焦于创业者所持有的特殊先天禀赋,如积极的动机、良好的人际关系、远见的卓识及坚韧的品质等,这使得只有少数人才能符合创业这一特殊活动的要求。

当前研究表明,企业成功是一系列要素科学组合的结果,创业者可以通过改善这些要素的组合来提高其创业成功的可能性。近几十年来,学者对创业要素的定义如表 1-1 所示。

表1-1　学者对创业要素的定义

代表性研究人员	创业要素
加纳特(1985)	创业的个体、环境、组织和创建过程,其认为任何创业企业的四个要素都在相互作用
威科姆(1998)	创业机会、组织、资源和创业者,创业者的本质是能够识别出有价值的机会,有效地利用所有的资源,并且能够协调好企业组织内外的关系,实现四大要素之间相互支撑
布森茨(1999)	创业机会、创业个体或团队、组织方式和环境及其四者的交集
蒂蒙斯(2003)	创业机会、创业者及其创业团队、创业资源

　　"创业教育之父"杰弗里·蒂蒙斯提出的创业理论经典框架中,将创业机会(商机)、创业者及其创业团队、创业资源视为三大核心要素,其中任一要素的弱化都会破坏三者之间的平衡,如图1-1所示。

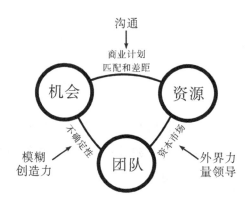

图1-1　杰弗里·蒂蒙斯创业模型图

(二)创业的过程

　　创业是一个动态过程,创业团队要以机遇为导向,通过富有创造力的策略优化有限资源的配置,并协调商机、团队和资源三者之间的关系,形成一个有机的整体:一是商业机会是创业过程的核心驱动力,创始人或工作团队是创业过程的主导者,资源是创业成功的必要保证;二是创业过程是商业机会、创业者和资源三个要素匹配和平衡的结果;三是创业过程是一个连续不断地寻求平衡的行为组合。

　　一个完整的创业过程,通常可以划分为四个递进的阶段:机会识别、组建创业团队、创业资源的整合、新创企业的成长管理。

1.机会识别

创业始于发现某一个富有价值的商业机会。发现真正具有商业价值和市场潜力的商机,进而寻找与商机相匹配的商业模式,这是创业成功的基本保证。选择创业项目,不仅要对自身的兴趣、特长、实力进行全面客观的分析,而且要善于发现市场机会,把握未来发展趋势。

2.组建创业团队

创建一支优秀的团队,是创业之路的开始,是创业成功的重要保障。创业团队的创建、创业团队的合作水平以及创业团队成员的素质决定着创业团队资源整合的效率,决定着创业的成功与否。

3.创业资源的整合

创业者发现创业机会后就需要整合相应的资源。从广义上来说,创业资源包括人员、资金、设备、技术等,筹集资金成为创业者必须解决的一个重要问题,没有资金,创业活动就无法开展。

4.新创企业的成长管理

新创企业的成长管理,包括战略管理、日常管理、文化建设、危机管理等,并根据企业的发展阶段制订适宜的解决方案。

总之,在推进业务的过程中,以及在模糊和不确定的动态创业环境中,创始人或工作团队必须具有创造性地捕捉商机、整合资源、制定战略、解决问题的能力。特别是对于有志于从事医疗行业的创业者来说,奋进的每一步都关乎生命,必然需要更加勤奋地工作、勇于承担责任。

▶ 第二节 培育创新创业精神

课 程 目标

1. 掌握创新创业精神的内涵。
2. 掌握培育创新创业精神的途径。
3. 熟悉创新创业精神的构成要素。
4. 了解创新创业精神在创业中发挥的重要作用。

课 程 导入

> 　　据2021年3月人力资源和社会保障部统计,2021届高校毕业生规模达909万人,在当前形势下,促进就业任务更为艰巨。小丽作为一名护理专业学生,有毕业后创建公司的想法,她阅读了大量相关书籍,积极报名参加创新创业大赛,利用假期做市场推广等兼职,以此磨砺自己。临近毕业,看着大多数同学选择医院的护理工作,她有点迷茫,是否坚持创建公司?大学四年的锤炼是否有益于就业呢?
>
> **请思考:**
> 对于此时的小丽,你有什么建议,可以帮助她树立创新创业的决心?

一、创新创业精神的重要性

马克思说过:"激情、热情是人强烈追求自己的对象的本质力量。"人一旦有了充足的激情和热情,就能产生强大的内驱力,激励着自己不断克服困难去实现自己的目标,可见精神力量可以转化为物质力量,一个人的精神状态对其活动有着深刻的影响。

习近平总书记在党的二十大报告中强调,必须坚持科技是第一生产力、人才是第一资源、创新是第一动力,深入实施科教兴国战略、人才强国战略、创新驱动发展战略,开辟发展新领域新赛道。完善科技创新体系,坚持创新在我国现代化建设全局中的核心地位。完善党中央对科技工作统一领导的体制,健全新型举国体制,强化国家战略科技力量,优化配置创新资源,提升国家创新体系整体效能,形成具有全球竞争力的开放创新生态。

二、创新创业精神的内涵

创新和创业存在着密不可分的关联,创新是开展创业的基础以及前提条件,也是创业精神的核心。大学生的创新创业精神是指在校大学生在创新创业实践中表现出的勇于首创、善于思考的创新精神,追求卓越、迎难而上的个性意志,积极向上、永不止步的个人品质等方面。它囊括了"双创"意识激发、信念培养、奋斗精神、心理疏导等方面。

三、创新创业精神的构成要素

1.以锐意进取为核心的创新精神

创新创业精神的灵魂是创新精神。创新精神是敢于质疑旧事物的思维方式。护理专业大学生要在今后的竞争中有发展机会,就需要紧跟社会步伐,不断学习护理前沿新理论与新技术,坚持创新精神,不断创新本专业的技术和设计新产品。

2.以求真务实为基础的奋斗精神

奋斗精神是勇于斗争,顽强地克服困难,在逆境中奋发向上的精神。创新创业精神依托于奋斗精神。

3.以团队协作为前提的合作精神

如果没有合作精神,成功创业非常困难。很多创新创业成功案例的背后都有一个团队在起着重要作用,例如华为等企业的成功同样经历过创业团队的形成、发展、壮大的合作过程。思维发散、朝气蓬勃的新时代大学生更应该具有合作精神,形成团队,目标一致、同舟共济,共同承担风险与责任。

4.以开拓进取为动力的冒险精神

冒险精神是一种探索新事物的勇气,是一种执着不服输的精神,是一种开拓进取、勇往直前的精神。

5.以肩负责任为使命的担当精神

当代大学生应怀着对国家、对民族的崇高使命感和强烈责任感,把企业发展同国家繁荣、民族兴盛、人民幸福紧密结合在一起,主动为国担当、为国分忧,顺应时代发展,勇于拼搏进取,为积累社会财富、创造就业岗位、促进经济社会发展、增强综合国力做出重要贡献。

四、创新创业精神的培育

青年大学生应牢固树立创新创业理想,大胆进行创新创业实践,敢于成就创新创业梦想,为伟大中国梦的实现奉献青春,贡献才智。护理专业学生应从以下几个方面培养创新创业精神。

1.更新观念,勇于创业

受传统观念制约,我国大学生对于创新创业方面的风险承担精神较弱,潜意识里还有很多人认为创业不是一条最理想的就业之道。就护理专业学生来说，很多人认为进入著名的医院工作是比较稳妥的选择。然而，随着高等教育扩招，护理专业学生的就业形势也日趋严峻，医院越来越趋向于选拔护理专业的优质学生。所以，只有不断更新价值观念，冲破思想上的束缚，积极学习成功创新创业者的经验，才能以全新的精神面貌面对就业，面向未来。

2. 积极实践，激发热情

目前，多数高校重视培养大学生的创新创业能力，培育创新项目，开展了各类创新创业学术讲座和相关的竞赛（如举办中国国际"互联网＋"大学生创新创业大赛、搭建"挑战杯"中国大学生创业计划大赛等创新创业竞赛平台），开展丰富的课外创新创意等活动。护理专业学生要认真聆听讲座、积极参与活动，在理论与实践中增强对科技创新的了解，将已学的护理学专业知识同实践相结合，不断深化对知识与环境的认知，激发想象力、创新能力，增强动手能力，激发创新创业的热情。

3. 创新发展，把握趋势

创新不止于技术应用领域，还包括生产组织创新、市场营运创新、商业模式创新等，只有不断把握行业发展趋势，坚持创新，才能把握未来。例如，《中共中央国务院关于加强新时代老龄工作的意见》提出，完善老年健康支撑体系、着力构建老年友好型社会、积极培育银发经济，提升广大老年人的获得感、幸福感、安全感。护理学生可以从中把握养老健康的趋势，寻找切入点进行融合，为老龄化社会做出贡献。

4. 脚踏实地，艰苦创业

创新创业者要想获得成功，还要从实际出发，确定合理的目标。目标一定要符合社会的需要。初始创新创业者，对自己的长处和短处要有明确的了解，才能牢固地把握创新创业的航向和前进的速度。创业者的成功无不付出了艰辛的努力，艰苦奋斗、吃苦耐劳的精神无论对于创办企业还是成就事业都是不可或缺的。

5. 依规创业，以德守业

创业者必须确立法制观念，自觉用法律、法规约束自己，规范管理，依法创业，依法办事，保护自己的合法权益，把创业的每一步骤都置于法律允许的范围之内。道德品质的优劣与一个人创业能否成功也密切相关。"国无德不兴，人无德不立。"新时代创新创业更是需要大力提倡道德之重要。

第三节 护理专业学生创新创业面临的机遇和挑战

课 程 目标

1. 掌握护理专业学生提升创新创业能力的途径。
2. 熟悉护理专业学生创新创业面临的机遇。
3. 了解护理专业学生创新创业面临的挑战。

课 程 导入

　　小明是护理专业的一名学生。他在临床实习过程中发现了老年人进食时手部抖动的痛点。他想设计出一款能够防抖动的勺子。

请思考：

如果你是小明,你会从哪些方面设计这款产品? 如何凸显防抖动勺子的创新点?

　　2015 年,《国务院办公厅关于深化高等学校创新创业教育改革的实施意见》(国办发〔2015〕36 号)指出,"深化高等学校创新创业教育改革,是国家实施创新驱动发展战略、促进经济提质增效升级的迫切需要,是推进高等教育综合改革、促进高校毕业生更高质量创业就业的重要举措"。大学生是创新创业的生力军,大学生创新创业成为缓解当前就业压力的关键。以创业带动就业的方式,不仅能解决大学毕业生自身就业问题,也能为社会提供更多的就业岗位,带动其他大学生就业。

一、护理专业学生创新创业面临的挑战

(一)创新创业意识淡薄

　　创新创业意识淡薄是诸多护理专业学生存在的共性问题,护理专业学生更多注重课本知识的学习,这与学校评奖评优保研政策有关。学校评奖、评优和保研主要依据学生的专业课成绩,而参加创新创业大赛等活动在其中所占的比重较低。一些大学生虽有创新精神和创业激情,但缺乏毅力和实践,缺乏创新和创业活动的基础支持,且大学生对相关政策及条件了解不全面,种种因素阻碍了地方高校学生创业活动的开展。

对于更多的护理专业学生来说,其职业规划是进一所好医院,做一名优秀的临床医务工作者,因此,创业的护理专业学生较少。

(二)创新创业教学基础薄弱

护理专业学生学业任务重、时间紧,几乎没有多余时间参加创新创业活动,且有些医学院校没有开设相关的创新或创业课程,无法有效地引导、提升学生的创新能力,导致学生创新意识淡薄、创业能力薄弱。学生面对创新创业比赛,即便有创意,但缺乏相关产品设计、财务管理方面的知识,也很难完整地完成创新创业计划书的撰写,长此以往相关知识愈发薄弱,激情逐渐减退。专业教师也存在类似情况:一方面,专业不对口,缺乏创新创业实践经验;另一方面,高校教师由于教学、科研等压力过大而不愿在此方面投入过多时间和精力。

二、护理专业学生创新创业迎来的机遇

(一)政策机遇

随着经济和社会发展及老龄化加深,大健康逐渐成为国家和百姓关注的焦点,《"健康中国2030"规划纲要》正是为解决百姓健康问题而提出的战略规划,从中可以剖析出诸多创新热点和创业机遇。例如,如何结合专业知识进行疾病预防与筛查,在当前国情下需要什么样的养老模式,如何将健康从小学开始融入学生的意识等。

护理专业学生有专业知识为支撑,更容易洞察现存的、将来可能发生的健康问题,在该领域创新创意及创业中占据一定优势。

(二)环境机遇

近年来,国家高度重视大学生创新创业能力培养,积极为大学生营造良好的创业氛围。电子商务和物流迅猛发展,"互联网+"产业发展迅速,直播带货、网红博主带货等方式,为个人创新创业提供了较为便捷的销售渠道。护理专业学生是大学生的重要组成部分,若能在新时代的创新创业浪潮中基于护理专业跨学科、跨专业整合资源,实现资源共享、互惠互利,便能在创新创业的浪潮中辨明方向、精准定位,使自身立于不败之地。

(三)自身条件优势

医学是生命科学,医学院校的教育模式培养了护理专业学生严谨、科学、规范的思维模式,同时护理专业学生有专业知识背景,具有其他人替代不了的专业技术优势。护理专业学生若能结合当前政策和社会需求寻找到好的切入点,并通过创新探索更好的解决方案,则有机会成功创业,进而带动健康产业的发展。

三、提高护理专业学生创新创业能力的建议

(一)合理设置创新创业教育课程

医学院校应把创新创业教育提高到一定高度,合理设置创新教育课程,建立具备丰富经验的创新创业师资队伍,对护理专业学生进行专业化的指导。同时,学校要大力支持创新创业教育理论和案例研究,以此加强专业教师创新创业教育意识和能力。高校可组织创业成功的护理专业学生来分享经验,寻求合作授课培训,开阔学生的视野和眼界。

(二)培养学生创新创业热情和意识

创新创业要想实现可持续的发展,学校首先要培养学生的创新创业热情和意识,通过各种渠道引导学生主动积极参与。以护理专业为例,专业教师可根据护理专业的特性,引导学生从护理专业相关领域进行创新,在临床见习、实习中发现问题、发现创新点,提升创新意识。此外,学校还应健全创新创业参赛评价机制,让学生在创新创业活动中找到价值感和成就感,并在奖学金评定、学历提升(如保送读研加分)等方面适当给予倾斜,提高学生创新创业能动性。

(三)提供实践机会

学校增强与医院、养老院等护理领域的合作伙伴建立合作关系,建立创新创业实践基地,为学生提供实践机会。例如,开设创新创业实践课程,让学生能够亲身体验操作过程,并将创新创业观念应用于实际操作中。这样的实践经历将帮助学生将理论知识转化为实际行动能力。

(四)培养团队合作能力

创新创业通常需要团队合作和协作。学校可以通过项目式教学和搭建团队项目,培养学生的团队合作能力,鼓励学生在团队中担任不同角色,协调合作,解决问题,并学会有效沟通。此外,学校还可以组织创新创业竞赛和团队挑战活动,提供锻炼团队合作能力的机会,如中国国际"互联网+"大学生创新创业大赛、全国大学生电子商务"创新、创意及创业"挑战赛等就是很好的实践机会。

(五)基于科技创新护理实践

鼓励学生在护理领域中运用科技创新。学校可以提供相关资源和支持,如组织学生参观医疗高科技企业,帮助学生掌握最新的科技工具和技术(如虚拟现实、远程监护、智能化设备等),鼓励学生利用科技解决护理领域的问题,提高学生的科技创新能力。

(六)提供创业支持

学校应提供创业支持,包括资金支持、创业工作坊、孵化器等。学校可以建立创业基

金,资助有创业想法的学生,并提供创业指导和咨询服务。此外,学校还可以促进学生与投资者、行业合作伙伴的联系,帮助学生在创业过程中获取更多的支持和机会。

这些建议可以进一步丰富护理专业学生的创新创业能力培养,帮助他们在未来的职业生涯中具备更强的创新创业意识和能力。创新创业是一个不断发展和变化的领域,学生需要不断学习和实践,以应对全球护理行业的各种挑战和机会。

第二章　创新思维之路的探索

▶ 第一节　创新的基本要素

课程 目标

1. 掌握创新的技术与方法。
2. 熟悉创新的标准及原则。
3. 了解创新观念及护理专业创新的重要性。

课程 导入

　　小丽是一名护理专业的大学二年级学生,刚进入专业知识学习阶段,老师在授课中经常提及护理专业学生的创新创业活动,对此小丽很感兴趣,可是苦于缺乏创新创业的相关知识、技术与方法,不知从何处着手准备。

请思考:

如果你是小丽,你认为护理专业大学生创新创业的基本要素有哪些呢?

　　创新是什么? 创新就是积极求变的一种心理需求,一种捕捉机会、把握机会的动态心理过程,一种为了更好地发展而积极改变现有环境的能力,一种破旧立新、勇于探索、积极求变的目标取向,一种把思想付诸实际行动并获得更高效益的运作系统。简而言之,创新是运用创新思维的方法,创造出原本没有的新事物,满足社会的需要,实现自身价值的过程。

护理学属于一级学科,其专业价值、学术地位和在社会发展中的重要作用得到了社会的广泛认同。只有持续不断地加强护理理论体系和护理工作管理体系的创新,不断创新护理专业人才培养模式,才能让护理学科持续向前发展。因此,护理工作者更应积极了解创新,开展护理创新实践,用创新引领护理专业不断进步与发展。

创新要素是实现创新必不可少的最基本条件,包括观念、标准、方法、人才培养等。

一、创新观念

创新,即创造新的事物。"创,始也"(《广雅》);"新",与旧相对。在中国,"创新"一词最早见于《魏书》:"革弊创新者,先皇之志也。"这里的"创新"主要指制度方面的革新、变革和改革。

创新是实现人生价值的必由之路。当今时代发展日新月异,产品及服务的更替速度越来越快,人工智能时代已经来临,大量的职业或将被人工智能所取代,人类面临着巨大的挑战,而创新精神和创新能力是人才最大的资本和最重要的核心竞争力。

二、创新标准

创新标准是判断创新构思所凭借的标准,即人们开展创新活动时所要依据的基本原则。

1. 社会评价

创新要获得最后的成果,必须经受走向社会的严峻考验。爱迪生曾说:"我不打算发明任何卖不出去的东西,因为不能卖出去的东西都没有达到成功的顶点。能销售出去就证明了它的实用性,而实用性就是成功。"在对创新事物进行社会评价时,把握住评价事物使用性能最基本的几个方面,然后在此基础上做出结论。这几个方面主要包括:解决问题的迫切程度,功能结构的优化程度,使用操作的可靠程度,维修保养的方便程度,美化生活的美学程度。

2. 相对较优

创新不必一味追求最优、最佳、最美、最先进,创新产物不可能十全十美。在创新过程中,人们利用创造原理和方法,获得许多创新设想,它们各有特点,这时就需要人们按相对较优的原则对设想进行判断和选择。运用该原则应着重考虑如下几个方面:从创新技术先进性上进行比较选择,从创新经济合理性上进行比较选择,从创新整体效果上进行比较选择。

3. 机制简单

创新只要效果好,其机制越简单越好。在现有科学水平和技术条件下,如不限制实现创新方式和手段的复杂性,所付出的代价可能远远超出合理程度,使得创新的设想或结果毫无使用价值。如要对手术后患者的约束带进行创新,需要对创新的设想或结果从机理简单的原则进行如下考虑:新约束带所依据的原理是否重叠,超出应有范围;新约束带所拥有的结构是否复杂,超出应有程度;新约束带所具备的功能是否冗余,超出应有数量。

4.构思独特

创新中的"出奇",就是"思维超常"和"构思独特"。创新贵在独特,创新也需要独特。在创新活动中,关于创新构思是否独特,可以从以下几个方面来考察:创新构思的新颖性、创新构思的开创性、创新构思的特色性。

5.不轻易否定

不轻易否定原则是指在分析评判各种产品创新方案时应注意避免轻易否定的倾向。在飞机发明之前,科学界曾从"理论"上对其进行了否定的论证,但是,这些结论现在早已证明都是错误的,这些不恰当的否定之所以会出现,是由于人们运用了错误的"理论"。事实上更多的不应该出现的错误否定,是由于人们的主观武断,给某项发明规定了用若干常规思维分析无法达到的技术细节的结果。

6.不简单比较

在避免轻易否定倾向的同时,还要注意不要随意在两个事物之间进行简单比较。不同的创新(包括非常相近的创新),原则上不能以简单的方式比较其优劣。创新的广泛性和普遍性都源于创新具有的相融性。

以上是在创新活动中要注意并切实遵循的创新标准和创新原则。创新智慧和方法的结晶,体现了创新的规律和性质。创新标准和原则并非束缚思维,而是把创新活动纳入安全可靠、快速运行的大道上来。

三、创新方法

创新方法是人们在各种创新活动中,为了完成创新任务、达到创新目的所采用的方式、途径和步骤。

(一)联想类创新法

联想类创新法包括类比法、移植法和模仿法。

1.类比法

类比法是根据两个或两类对象之间在某些方面的相同或相似点,推断出它们在其他方面也可能相同的一种思维形式和逻辑方法。对事物间相同点的联想是类比的基础,推断是类比的表现。例如,微创手术中运用的机械手臂就是模拟人体手臂的动作来进行设计的,它的主臂如同人的手臂可以上下左右弯曲,代替真人手臂完成精细手术。

2.移植法

移植法是指将某一领域中的原理、方法、结构、材料、用途等移植到另一个领域中去,从而产生新思想、新观念的方法。移植法是创新方法中最简单、有效的方法,也是应用研究中使用最多的方法之一。

3.模仿法

模仿法是指人们通过模仿旧事物而创造出与其相类似的新事物的创造方法。例如雷达就是模仿蝙蝠使用超声波进行障碍物定位而创造的。

(二)列举创新法

列举创新法是人为地按某种规律列举出创造对象的要素,然后分别加以分析研究,以探求创造的落脚点和方案。作为一种最基本的创造方法,列举创新法应用广泛,它运用了分解和分析的方法,常应用于简单设想的形成与发明目标的确定。

列举创新法的特点是:采用了系统分析的方法,重视需求的分析,使创造过程系统化和程序化;运用了分解和分析的方法,在详尽分析的基础上进行列举;简单实用,是一种较为直接的创造技法,特别适用于新产品开发、旧产品改造的创造性发明;不仅是创造性发明的主要技法,而且为创造性地解决问题提供了方向和思路。列举创新法的要点是将研究对象的特点、缺点、希望点罗列出来,提出改进措施,形成有独创性的设想。

例如:需要改良一把椅子,乍一看椅子没有能够改进的地方,但使用列举法把椅子的构造、性能等属性按要求列出,一一检查后再进行改良。使用这种方法创新可使人豁然开朗,引出新的构思。

· 整体名词属性:椅子。

· 部分名词属性:椅背、椅座、扶手、椅脚等。

· 材料属性:木头、石头、铁、合金、塑料等。

· 制作方法属性:浇铸、拼接、雕刻等。

· 形容词属性:椅子的颜色有白、绿、红等;形状有圆形、方形或特殊形状;图案有竹木、山水等;椅子的高低、大小均可不同。

· 动词属性:功能方面的特性包括可折叠椅、躺椅、摇椅、座椅等。

(三)组合法

组合法,是指把多项貌似不相关的事物通过想象加以连接,从而使之变成彼此不可分割的新的整体的一种创新方法。创新性的组合必须同时满足三个条件:组合需要多个要素的参与;所有要素必须为同一目标服务;组合可以产生 1 + 1 > 2 的功效。组合也是一种创新,它占各种发明的 60% ~70%,而且组合具有广泛性,它是宇宙间的普遍现象,可广泛适用于各个领域。此外,组合的形式多样。例如:裤子 + 袜子—连裤袜(近亲组合);X 射线照相 + 电子计算机—CT 扫描仪(远缘杂交)等。另外,组合的方式非常灵活,有二元组合、多元组合、附加式组合、辐射式组合、综合性组合等,可根据不同需要灵活选用。

组合法可以运用已有技术实现技术突破,还有利于为新技术、新工艺、新材料的推广应用寻找途径,并且在开展群体创新活动过程中发挥独特作用,获取群体创新成果。

(四)设问法

设问法适用于各种类型与场合的创造活动,它能够帮助人们突破思维与心理上的障碍,从多方面多角度引导创新思路,从而产生大量的创造性设想。发明、创造、创新的关键是能够发现问题、提出问题,设问法就是对任何事物都多问几个为什么。

例如,常见的设问法——"6W2H"。

· Why:为什么需要创新? 理由是什么?

· What:要做什么?

· Where:在哪里做? 用到哪里?

· Who:谁来做? 为谁服务?

· When:何时做? 何时完成?

· How:如何实施?

· How Much:需要多少成本? 达到什么样的水平?

· Which:结果如何? 效果怎样?

(五)头脑风暴法

头脑风暴法是一种讨论方法,是将少数人召集在一起,以会议的形式,对某一个问题进行自由地思考和联想,提出各自的设想和提案,所有参与者不准对其他人言论的正确性或准确性进行任何评价。头脑风暴法能将团队智慧有效地结合、利用起来,这对于组织的决策具有重要意义。

1. 头脑风暴法的原则

头脑风暴法具有四大原则。

第一,自由思考。这一原则要求与会者尽可能解放思想,无拘无束地思考问题并畅所欲言,禁止与会者私下交流,以免打断别人的思维活动。

第二,延迟评判。禁止与会者在会上对他人的设想评头论足,排除评论性的判断。

对设想的评判留在会后进行。

第三,以量求质。鼓励与会者尽可能多地提出设想,以大量的设想来保证质量较高的设想的存在,设想多多益善。

第四,组合改善。鼓励与会者积极进行智力互补,善于利用别人的思想开拓自己的思路,在增加设想的同时,注意思考如何把两个或更多的设想组合成一个更完善的设想。

2. 头脑风暴法的操作阶段

头脑风暴法的具体操作分为三个阶段。

第一阶段为准备阶段:选定基本议题;选定与会者(一般不超过 10 名),并挑选记录员 1 名,会议主持人 1 名;确定会议时间和场所;准备好海报、纸、记录笔等工具,并布置场所。

第二阶段为头脑风暴阶段:召开智力激励会议,主持人首先必须向与会者简介该方法的大意、此次的议题以及应注意的事项。会议中,与会人员围绕议题畅所欲言,提出建议。记录员记录、筛选与会者在会议中迸发出的创意,并且应依照发言顺序标好点子,在发言内容含糊不清时,应向发言者确认,发言内容过长时,仅记录要点即可。最后,结束会议。

第三阶段为评价选择阶段:将会议记录整理、分类后展示给与会者;从效果和可行性两个方面评价各设想;选择最合适的设想,尽可能采用会议中激发出来的设想。

四、创新环境

环境是人类赖以生存、发展、创新的土壤。良好的创新教育环境是大学培育创新精神的基础和前提,对大学生创新创业教育环境进行优化,有利于推动高校教育教学工作与时俱进发展,提升高校教育教学工作和人才培养工作质量的提高。

(一)创新环境的分类

人才创新环境是一个多主体、多层次、发展变化的多维结构系统。由于研究的目的、任务及要求不同,对人才创新环境的认识和划分也各不相同。创新环境可根据环境对创新活动作用的内容、性质、作用力的强度、范围大小以及效果等五大基本因素来划分。

1. 依环境对创新活动作用的内容和性质不同

环境可分为客观环境和主体环境两大类。客观环境包括需求环境、竞争环境、政策环境、信息环境、人际环境等。主体环境包括个体主体环境与组织主体环境两种。其中个体主体环境主要包括目标与追求、知识与能力、兴趣与爱好、个性与气质、资历与阅历等主体环境状况;组织主体环境主要指政府、企事业单位与各种机构所具有的各种条件。

依环境对创新活动作用的内容与性质进行分类是最基本的分类。

2.依环境对创新活动作用力的强度和范围大小

环境可分为创新内环境和创新外环境,其中内环境是创新主体的心理因素,如家庭环境、学校环境;外环境是创新主体之外的各种因素,如社会环境、国际环境等。

3.依环境对创新活动作用的效果不同

环境可分为良性环境和恶性环境。良性环境起促进和激励作用,恶性环境起制约和消极作用。

(二)创新环境的作用

良好的创新环境能够为创新主体进行创新活动提供事后保障,即使创新活动失败,创新环境也会对护理专业学生的创新精神进行肯定,对其在创新过程中所付出的代价进行必要的补偿,解决创新个体的后顾之忧,能够保护创新主体的积极性。

良好的创新环境能够在创新个体思维陷入瓶颈时,激发创新灵感,推动创新活动取得成功。创新个体与所在团队、组织成员之间关系的融洽程度影响着个体创造力的发挥,支持、理解、鼓励、宽容的人际关系及氛围有助于创新个体放下思想负担,全身心地投入到创新活动中。

(三)护理学科创新环境现状

经过多年发展,国内学者开始尝试更新教学管理理念,优化课程体系,调整教学内容,改革教学方式,改良评价体系,加强实践环节等,为护理创新型人才的培养积累了不少宝贵经验。但就整体而言,我国对护理创新型人才培养的尝试还不够深入全面,究其原因主要是我国的创新人才培养存在着有创新人才培养观念但无创新人才培养环境,有创新人才培养的措施但无创新人才培养的氛围。

五、创新人才培养

创新人才培养是高等教育的基本使命和首要功能。依据《国家中长期人才发展规划纲要(2010—2020年)》,创新型人才是指具有较强创新意识、创新精神和创新能力的人才,这类人才通常表现出灵活、开放、好奇的性格特征,富于独创性和创造能力,具有想象力丰富、注意力集中、精力充沛以及敢于冒险等特征,进行创新性劳动并对社会做出贡献,是国家创新驱动的第一资源。护理创新型人才是创新型人才在护理专业领域的发展分支,指具有创新品质、创新意识、创新思维、创新能力,能够孕育出新观念并能将其付诸实践,取得新成果的护理专业人才。

（一）人才培养模式的发展

世界上最早开展创新创业教育的国家是美国。创新创业教育在美国高校起源的重要标志是哈佛大学商学院于 1947 年开设的课程——《新创企业管理》。20 世纪 80 年代，创新创业教育开始面向全体学生，旨在培养学生的创新创业精神，提高学生的创新创业能力，提升学生的创新创业综合素质。

我国真正较完整地提出要重视创新创业人才的培养工作是 1999 年教育部公布的《面向 21 世纪教育振兴行动计划》，该文件提出要加强对教师和学生的创新创业教育，鼓励他们自主创办高新技术企业。

对于护理学科来说，现有人才培养模式滞后。首先，培养目标单一，知识结构不能适应社会需求；其次，创新精神和创新能力培养不够，由于护理学科自身的特点，在专业教学过程中过于偏重技术训练，对学生的批判意识和创新能力的培养有所欠缺；再者，护理教学方法和内容尚未摆脱传统医学模式，仍以学科为中心，与日渐成熟的生物－心理－社会医学模式相脱节。因此，构建护理创新型人才培养模式是十分必要的。

（二）创新型人才的特点

1. 创新型人才具有良好的创新精神和创新意识

创新是求新求异，是要敢于批判，敢于挑战权威。创新型人才具有非常规性思维，能发现别人不能发现的东西。创新意识是人类意识活动中一种积极的、富有成果性的表现形式，是人们进行创造活动的出发点和内在动力。具有了创新意识，人才能够求真知、求新知，才能具有敢于冒险的无畏勇气，才能构成强大的精神动力。

2. 创新型人才具有坚韧的创新意志

创新是一个探索未知领域和对已知领域进行破旧立新的过程，充满各种阻力和风险，可能遇到重重的困难、挫折甚至失败。因此，创新型人才每前进一步都需要非凡的胆识和坚韧不拔的毅力，为了既定的目标必须始终不懈地进行奋斗，锲而不舍，遇到阻挠和质疑不气馁，遇到挫折和失败不退却，牺牲个人利益也在所不惜，不自暴自弃，不轻言放弃。只有具备了这样的创新意志，才能不断战胜创新活动中的种种困难，最终实现理想的创新效果。

3. 创新型人才具有很强的创新思维

创新思维是创新的基本前提，一个成熟的创新型人才，其最显著的标志是具有卓越的创造力，而创造力的核心是能够并善于进行创新思维。创新型人才只有具备思维方式的非逻辑性、发散性、灵感性等良好思维品质，才能保证在对事物进行分析、综合和判断时发现新事物。

4. 创新型人才必须具有严谨求实的工作作风

创新型人才必须严格遵循事物的客观规律,从实际出发,以科学的态度进行创新实践。

(三)创新型人才的培养

1. 强化创新思维和能力培养

创新思维是创新型护理人才的核心能力。学校应该通过课程设置和教育方法改进,培养学生的创新思维。教师可以运用案例教学、问题导向和设计思维等教学方法,引导学生主动思考和提出解决护理实践中的问题的创新思路。此外,学校可以鼓励学生参与学术研究、科研项目和创新竞赛,提供平台让学生发挥创新潜能。

2. 提供跨学科综合培养

创新型护理人才需要跨学科的知识和技能。学校应该提供跨学科的综合培养,让护理专业学生有机会学习其他相关学科(如计算机技术、设计学、管理学等)的知识。这种跨学科的综合培养可以帮助护理专业学生拓宽视野,增加专业背景和综合能力,使其更好地应对复杂的护理实践问题。

3. 鼓励创新实践和实习

创新型护理人才的培养需要实践机会。学校应与医院和社区等合作伙伴建立紧密联系,提供丰富的创新实践和实习机会。学生可以通过实践中接触到的真实的临床问题,从而发现创新点并解决问题。例如,学校可以组织创新实践项目,让学生参与护理流程的改进,开发护理技术和护理工具,提高护理质量和效率。

4. 培养团队合作和领导能力

创新型护理人才需要具备良好的团队合作和领导能力。学校可以通过小组项目、团队挑战和领导力培养活动来培养学生的团队合作和领导能力。学生可以在团队中分工合作,学会有效沟通和协作,并发挥领导潜能。培养团队合作和领导能力可以提高护理专业人员在团队中的组织和协调能力,更好地推动创新实践的开展。

5. 激励创新创业和学术研究

学校应该提供激励机制,鼓励护理专业学生参与创新创业和学术研究。学生可以通过参与创新创业竞赛、申请科研项目和发表学术论文等方式,展示自己的创新成果和研究能力。学校可以设立奖项和奖学金,鼓励学生在创新创业和学术研究方面取得优异成绩。激励机制的建立将进一步激发护理专业学生的创新热情和学术探索。

▶ 第二节 护理创新创业中的信息素养

课程目标

1. 掌握护理创新创业中的信息检索知识和技巧。
2. 熟悉护理创新创业中信息素养的含义。
3. 了解什么是信息素养。

课程导入

> 小明是一名护理专业新生,总喜欢挑战新事物,因此他打算基于掌握的护理专业知识进行创新创业。指导老师告诉小明,创新创业过程中需要涉及各类信息,而获取和利用信息的过程对于个人的信息素养要求很高。
>
> **请思考:**
>
> 如果你是小明,你觉得在创新创业各环节中,信息素养起着怎样的作用?你怎么提高自己的信息素养呢?

一、护理创新创业中的信息素养概述

(一)信息素养的概念

信息素养是人们利用信息工具和信息资源的能力,以及选择、获取、识别信息,加工、处理、传递信息并创造信息的能力。基于信息素养的定义,我们可以将护理创新创业中的信息素养理解为在护理创新创业过程中,能够察觉到护理创新创业相关的需求信息,并进行相应的信息检索、评估以及有效利用所需信息的综合能力。

(二)信息素养的要素

学术界对信息素养包括哪些要素存在不同的看法,但其本质是相近的,除了信息知识外,尚有信息意识、信息能力、信息道德三个不可或缺的要素。

1.护理创新创业中的信息意识

护理创新创业中的信息意识,指的是在护理创新创业的过程中,对于信息和信息需求具有高度的敏感性。具体说来,就是在创新创业的过程中,遇到任何问题,都要有通过收集、利用信息来解决问题的意识,甚至形成一种遇到问题就想到收集信息的条件反射。这需要我们突破传统教育的被动学习方式,遇到问题多思考一些。比如,遇到患者、家属、护士等存在的问题,就要思考:这个问题可以怎么解决?要解决这个问题我需要收集哪些信息?别人有没有尝试过解决这个问题?他们的方式是否有效?他们有哪些经验和教训?我能不能想出不一样的解决方案?这个问题需要拆解为哪些要素?我可以从哪些途径寻找相关信息?

2.护理创新创业中的信息能力

信息能力是指在护理创新创业过程中,有效地收集、评估、整合和应用信息的能力。具体包括以下几方面。

1)信息搜索能力

信息搜索能力是指具备使用不同来源和渠道(如学术文献、研究报告、专业期刊、行业报告等)获取护理创新创业相关信息的能力。具备信息搜集能力者能够灵活运用搜索引擎、数据库和图书馆资源,找到最新和权威的信息。

2)信息评估能力

信息评估能力是能够对收集到的信息进行评估和筛选,判断其可靠性、适用性和实用性的能力。具备信息评估能力者能够识别和辨别信息中存在的偏见、错误和不准确性。

3)信息整合能力

信息整合能力是能够将不同来源和类型的信息进行整合,形成有价值的知识和见解。具备信息整合能力者能够将理论知识与实践经验相结合,提出创新性的护理解决方案。

4)信息应用能力

信息应用能力是能够将所获得的信息应用到具体的护理创新创业实践中,解决问题和改进实践。具备信息应用能力者能够将信息转化为实际行动,实现护理创新创业的目标并达到预期效果。

3. 护理创新创业中的信息道德

信息道德是指在护理创新创业过程中,正确、合法、可信地获取和使用信息的道德意识和行为。具体包括以下几方面。

1)保护知识产权

尊重和保护他人的知识产权,遵守相关法律法规和伦理规范,不侵犯他人的智力成果和知识权益。

2)信息真实性

信息真实性是指确保所使用的信息来源真实可靠,避免散布虚假、误导性的信息;尊重事实和科学,不歪曲和篡改信息。

3)信息隐私和保密

信息隐私和保密是指保护个人和患者的隐私权,不泄露患者的个人信息和敏感数据,严守护理行业的保密和隐私规定。

4)诚信与公正

诚信与公正是指在信息交流和合作中,遵守诚信原则,尊重他人的知识和权益,不抄袭他人的作品和成果,不进行虚假宣传和欺诈行为。

5)社会责任

社会责任是指在信息交流中,认识到信息的正确使用对于个人、团队和社会的影响,积极承担起信息传播和应用的责任。

6)信息共享和合作

在护理创新创业中,信息共享和合作是非常重要的。具备良好的信息道德意识,应积极主动地分享和交流有价值的信息,促进团队合作和业务发展;同时,也要尊重他人的意见和观点,与其他护理创新创业者进行合作,共同推动护理行业的发展和进步。

7)持续学习和更新知识

信息道德也包括对知识的持续学习和更新。在护理创新创业中,行业变化快速,新的知识和信息不断涌现,护理创新创业者应积极主动地参加培训和学习,不断更新自己的专业知识和技能,保持与时俱进的信息意识和道德观念。

8)尊重多样性和包容性

在信息使用和交流中,要尊重不同观点、经验和文化背景。护理创新创业者应保持开放的心态,接纳具有多样性的观点,倾听不同声音,促进创新和变革。

9)信息安全和风险管理

在护理创新创业中,信息安全和风险管理是至关重要的。护理创新创业者应具备信息安全意识,确保信息的安全存储和传输,采取相应的措施防止信息泄露和非法使用。

总之,护理创新创业中的信息意识、信息能力和信息道德是非常重要的素养。护理创新创业者应在实践中不断提升自己的信息意识,掌握信息能力,遵守信息道德准则,以实现持续创新和提升护理服务质量的目标。

二、护理创新创业中的信息检索

(一)信息检索基本知识

1.信息资源

按照出版形式,信息资源可分为图书、期刊、专利文献、标准文献、学位论文、会议文献、科技报告、政府出版物、科技档案、产品样本资料、视频课程等。

2.信息搜索渠道

信息搜索渠道包括搜索引擎(如百度)、信息数据库(如中国知网、PubMed)、网站资源等。

3.常用检索技巧

1)布尔逻辑检索

布尔逻辑检索指的是用布尔逻辑算符将检索词(关键词、主题词)、短语等进行逻辑组合,从而找到符合需求的信息。

表2-1 布尔逻辑检索说明

逻辑算符	检索式	含义
AND/ *	A AND B (或 A * B)	检索出既含有检索词 A 又含有检索词 B 的文献
OR/ +	A OR B (或 A + B)	检索出含有检索词 A、B 之一,或同时包括检索词 A 和检索词 B 的信息
NOT/ -	A NOT B (或 A - B)	检索含有检索词 A 而不含检索词 B 的信息,即将包含检索词 B 的信息集合排除掉

2)截词检索

截词检索能够帮助提高检索的查全率,不同的系统所用的截词符不同,常用的有"?""*"等,在英文数据库中使用更为广泛。

"?"常用于有限截词,可以替换一个字符,如检索"fl? vor",则位置"?"处为 a 至 z 的所有词汇均会被检索。"*"常用于无限截词符,可以代替多个字符,如输入"comput *",将检索出 computer、computing、computerized 等词汇。

3）字段检索

字段检索是将检索词限定在某一字段中，从而提高检索的查准率。常用的字段限定符有"in""="，如 machine in TI（检索标题含有 machine）、AU=Wang（检索作者为 Wang）。

表 2-2　检索说明

字段名称	常用字段全称	常用简写
所有字段	all	all
题名/摘要/关键词	title-abs-key	TAK
标题	title	TI
摘要	abstract	AB
关键词	keywords	KEY
主题词	subject	SU
作者	authors	AU
作者机构	authors affiliation	AF
发表年份	publication year	PY
文献来源	source	SO
国际标准刊号	ISSN	IS

4）其他搜索引擎相关技巧

常用的搜索引擎包括百度、360 等，在使用时的常用技巧如下。

（1）同时包含多个关键词：关键词之间要输入空格，相当于"和/AND"。

（2）把搜索范围限定在网页标题中，即"in title：标题"。如 in title：护理创新创业。

（3）把搜索范围限定在特定类型的网站中，即"site：域名"。常用的域名包括：.com，商业机构类网站；.edu，教育类网站；.gov，政府类网站。如需要通过引擎搜索政府官网关于信息素养的信息，则在搜索框输入"信息素养 site：.gov"。

（4）精确匹配：通过双引号""或书名号《》对研究内容进行限定。

（5）把搜索范围限定在某一格式，即"filetype：文档格式"。常用文档格式如 pdf、doc、ppt、xls、mp3。

（6）要求搜索结果中不含特定查询词"_"，用"_"，就可以去除所有含特定查询词的网页。

（7）以图找图：首先找到搜索引擎的图片搜索选项，然后输入图片 URL 地址或者上传本地图片进行查找，就可以找到相似的图片。

（二）期刊文献检索资源

期刊文献检索通常包括快速检索、高级检索、专业检索，具体检索方法可以参考前述检索基本知识，或者结合数据库的检索帮助部分提供的指导。下面主要介绍一些常用的数据库资源。

1. 中国生物医学文献数据库

中国生物医学文献数据库是由中国医学科学院医学信息研究所开发的文摘型数据库，涵盖资源丰富，专业性强，学科范围广泛，年代跨度大，更新及时，能全面、快速地反映国内外生物医学领域研究的新进展。SinoMed 包括中国生物医学文献数据库（CBM）、中国生物医学引文数据库（CBMCI）、中国医学科普文献数据库（CPM）等子库。

2. PubMed

PubMed 数据库是由美国国立医学图书馆（National Library of Medicine，NLM）国家生物技术信息中心（NCBI）开发，主要用于检索 MEDLINE 数据库。MEDLINE 是 NLM 最重要的书目文摘数据库，内容涉及基础医学、临床医学、护理学等学科，可进行 MeSH 主题词检索。该数据库收录了全世界 80 多个国家和地区的 5000 多种生物医学期刊，时间最早可达 1865 年。

3. Scopus

Scopus 是目前全球规模最大的文摘和引文数据库。Scopus 涵盖了由 5000 多家出版商出版发行的科技、医学和社会科学方面的 20000 多种期刊，其中同行评审期刊 19000 多种，另外还有丛书、会议录、专利及网页。Scopus 内容全面，学科广泛，特别是在获取欧洲及亚太地区的文献方面，用户可检索出更多的文献数量。

4. Web of Science

Web of Science 数据库是文摘数据库，收录了 12000 多种世界权威的、高影响力的学术期刊，内容涵盖自然科学、工程技术、生物医学、社会科学、艺术与人文等领域。Web of Science 收录了论文中所引用的参考文献，并按照被引作者、出处和出版年代编制成独特的引文索引。JCR 期刊引证报告和 ESI 基本科学指标享誉全球科技和教育界。

5. CNKI

中国知识资源总库（CNKI）是由清华大学主办、中国学术期刊（光盘版）电子杂志社出版精心打造的大型知识服务平台和数字化学习系统。目前，CNKI 囊括了自然科学、人文社会科学及工程技术各领域知识，拥有期刊、报纸、博硕士培养单位的博士和优秀硕士学位论文、全国重要会议论文、中小学多媒体教辅以及 1000 多个加盟数据库。中国知网知识发现网络平台面向海内外读者提供中国学术文献、外文文献、学位论文、报纸、会议、年鉴、工具书等各类资源统一检索、统一导航、在线阅读和下载服务。

6. 万方数据

万方数据知识服务平台是提供中外学术论文、中外标准、中外专利、科技成果、政策法规等科技文献的在线服务平台,覆盖包括自然科学、数理化、天文、地球、生物、医药、卫生、工业技术、航空、环境、社会科学、人文地理等学科领域。数据库可提供全文下载。

7. 维普数据库

维普中文科技期刊数据库是国内大型综合性数据库之一,分 3 个版本(全文版、文摘版、引文版)和 8 个专辑(社会科学、自然科学、工程技术、农业科学、医药卫生、经济管理、教育科学、图书情报)。数据库可提供全文下载。

8. EBSCO

EBSCO 包括两个全文数据库——学术期刊集成全文数据库(Academic Search Premier,ASP)和商业资源精粹全文数据库(Business Source Premier, BSP),ASP 是当今规模最大的为学术机构而设计的多学科全文数据库,提供众多极具价值的学术性全文期刊。EBSCO 涉及包括生物科学、工商经济、资讯科技、通信传播、工程、教育、艺术、文学、医药学等领域。

9. ProQuest

ProQuest 的母公司是 UMI,The Answser Company(UMI 有问必答公司)。UMI 提供以下三种数据库:学术研究图书馆(Academic Research Library,ARL),综合参考及人文社会科学期刊论文数据库,涉及社会科学、人文科学、商业与经济、教育、历史、传播学、法律、军事、文化、科学、医学、艺术、心理学、宗教与神学、社会学等学科;商业信息全文数据库(ABI/INFORM,ABI 即 Abstracts of Business Information 的缩写),世界著名商业及经济管理期刊论文数据库,收录有关财会、银行、商业、计算机、经济、能源、工程、环境、金融、国际贸易、保险、法律、管理、市场、税收、电信等主题;医学电子期刊全文数据库(ProQuest Medical Library),该数据库收录有 220 种全文期刊,文献全文以 PDF 格式或文本加图像格式存储,收录所有保健专业的期刊,包括护理学、儿科学、神经学、药理学、心脏病学、物理治疗及其他方面。

10. Springer

德国施普林格(Springer – Verlag)是世界上著名的科技出版集团,目前 SpringerLINK

所提供的全文电子期刊共包含439种学术期刊(其中近400种为英文期刊),按学科分为以下11个"在线图书馆":生命科学、医学、数学、化学、计算机科学、经济、法律、工程学、环境科学、地球科学、物理学与天文学,是科研人员的重要信息源。

（三）图书检索资源

常用的图书检索资源见表2-3。

表2-3　常用的图书检索资源

图书资源类型	图书资源名称
电子图书数据库	超星数字图书馆电子图书
	中文在线
	EBSCO电子图书
	SpringerLINK电子图书
	方正阿帕比数字图书馆
开放存取电子图书	古腾堡工程
	美国国家学术出版社
	Free Medical Books
	BookSC
	书格
	鸠摩搜索

（四）特种文献检索

1.专利检索

中华人民共和国专利制度是指中华人民共和国确认发明人或其权利继受人对其发明享有专利权,规定专利权人的权利和义务等内容的法律制度。这种受法律保护的发明就称专利(patent)。专利一词有三层含义,即法律层面的专利权、受专利法保护的专利技术(核心)以及专利说明书等专利文献。专利分为发明专利(invention patent)、外观设计专利（design patent)、实用新型专利(utility model patent)三种。专利保护有时间限制,大多数国家专利法规定专利自申请日起保护20年,期满后,任何人都可以无偿使用。

专利检索可以避免重复研究,借鉴别人的方法,帮助自己申请专利,选择购买相关专利技术以及避免专利纠纷。

1)常用专利检索网站

(1)常用的国内专利检索网站见表2-4。

表2-4 常用国内专利检索网站

网站名称	数据库特点
国家知识产权局	全文数据库
中国专利信息网	摘要免费
中国专利信息中心	中英文摘要库
中国知识产权网	摘要免费
中国知网(CNKI)专利查询	摘要免费

(2)常用的国外专利检索网站:欧洲空间站(欧洲专利局站点)、世界知识产权组织、欧洲专利局、美国专利商标局、日本特许厅专利数据库等。

2)专利检索方法

专利检索常采用以下检索方法。

(1)主题检索:分类号、名称、摘要、权利要求。

(2)号码检索:申请号、公开号、专利号。

(3)日期检索:申请日、公开日(公告日)。

(4)名字检索:发明人、设计人和申请人、专利权人等。

(5)地址检索:地址、邮编。

2. 会议文献检索

会议文献是在学术会议上宣读或者交流的论文、报告及其他资料。会议文献可以体现本领域的新成果、新理论、新方法,是了解新动态、新方向的重要信息源。

1)常用的会议文献检索网站

常用的会议文献检索网站包括:万方数据库——会议文献库,中国知网——会议文献库,国家科技图书馆文献中心——会议文献库,CPCI-S(Conference Proceedings Citation Index)。

2)会议信息预告

(1)香山科学会议:香山科学会议是由国家科学技术部(原国家科委)发起,在科学技术部和中国科学院的共同支持下于1993年正式创办,相继得到国家自然科学基金委员会、中国科学院和学部、中国工程院、教育部、中央军委科学技术委员会、中国科学技术协会、国家卫生健康委员会、农业农村部(原农业部)、交通运输部等部门的资助与支持。

(2)中国学术会议网:由中国知网(CNKI)创办,支持快速检索和高级检索。

(3)中华医学会会议计划。

（4）丁香会议及其微信号。

3. 标准检索

标准是研发产品的重要环节，是在生产科研活动中，经有关部门协商一致，由主管机关批准，以特定的形式发布，对产品、工程及其他技术的质量、品种、检验方法与技术要求等所做的统一的规定，是有关方面共同遵守的技术依据与准则。标准制定的目的是获得最佳秩序和最大的社会、经济效益。

标准按照使用范围划分，可以分为国际标准、国家标准、区域标准、地方标准、专业标准、企业标准；按照标准化对象划分，可以分为技术标准、管理标准、工作标准；按照成熟程度划分，可以分为法定标准、推荐标准、试行标准、标准草案。

标准检索途径见表 2－5。

表 2－5　标准检索途径

途径	举例
工具书	《世界标准信息》 《中华人民共和国国家标准目录》 《中国标准化年鉴》 《中国国家标准汇编》 《标准化通讯》 《国家标准代替、废止目录》 《中国标准导报》
数据库	国家科技数字图书馆中外标准数据库 中国知网国内外标准题录数据库 万方中外标准题录数据库
国际网站	国际标准化组织（ISO）http://www.iso.org 美国国家标准学会 http://www.ansi.org 加拿大标准协会（CSA） 国际电信联盟（ITU） 德国标准化学会 日本标准调查会
国内网站	中国标准服务网 http://www.cssn.net.cn 中国标准咨询网 www.chinastandard.com.cn 标准网 www.standardcn.com 中国国家标准化管理委员会 http://www.sac.gov.cn/ 国家标准文献共享服务平台:http://www.nssi.org.cn 中国标准网:http://www.zgbzw.com NSTL 中外标准数据库 http://www.nstl.gov.cn/index.html

4. 商标检索

商标是在其商品或者商品包装上使用的标记。商标的形式可以是文字、图形、数字、颜色组合,甚至非可视化要素如音频、气味、触觉等。商标申请注册的目的是区别自己与他人生产或者经营的产品。商标的有效期通常为 10 年。商标注册申请前进行商标检索,是申请人在向商标局提起商标注册申请前,对与申请商标相同或近似的在先商标进行查询检索,避免因申请相同或近似而被商标局驳回。

商标检索的主要途径是国家知识产权局商标局—中国商标网。

(五)事实与数据检索

事实与数据是信息检索的重要内容,人们在从事生产、学习、科学实验、各项经济活动时都会有事实与数据检索的需要。例如,ivgtt、qbh 表示什么含义,呼吸机有哪些主要的生产厂商及其技术指标等,这些都涉及具体的事实与数据问题。

1. 中华人民共和国国家统计局

中华人民共和国国家统计局是我国权威的数据信息来源。

2. 中国资讯行数据库

中国资讯行数据库的内容包括实时财经新闻、权威机构经贸报告各类统计数据、法律法规、商业数据等。

3. 其他垂直领域数据检索

(1)艾瑞指数:包括移动 APP 指数、PC Web 指数、影视指数、广告指数、移动设备指数五类指数查询工具。

(2)百度指数:以百度网民行为数据为基础的数据分享平台。

(3)微指数:反映微博舆情或账号发展走势的数据分析工具。

(4)微信指数:基于微信大数据分析的移动端指数。

(5)阿里指数:反映淘宝平台市场动向的数据分析平台。

(6)高德地图:支持实时查看国内交通情况,并提供一系列数据报告。

(7)投中研究院:为用户推送投资领域的分析报告。

(8)QuestMobile:网站周期性地发布一些关于 APP 的研究报告。

(9)阿里研究院:发布研究电商等方向趋势的数据报告。

(10)腾讯大数据:发布与腾讯相关的研究报告。

(11)中国互联网信息研究中心:经国家主管部门批准组建的管理和服务机构,经常发布一些有价值的互联网信息报告。

(六)机构和人员信息检索

在创新创业过程中,我们常常需要对一家企业、机构或相关人员的资质和信用等情况进行评价,这就涉及机构和人员信息检索。

1.机构信息检索

1)国家企业信用公司网

国家企业信用公司网是国家权威网站,提供全国企业、农民专业合作社、个体工商户等市场主体信用信息的填报、公示、查询和异议等功能。使用时注意,查询市场主体信用信息,应输入名称或统一社会信用代码进行查询。自然人必须实名注册后才能使用个人中心相关功能。

2)中国裁判文书网

中国裁判文书网由最高人民法院开发,可全文检索需要调查的公司、子公司、股东,即可查询相关的讼诉情况。

3)中国执行信息公开网

最高人民法院从 2009 年 3 月 30 日起向社会开通"全国法院被执行人信息查询"平台。社会各界通过该平台可查询全国法院(不包括军事法院)于 2007 年 1 月 1 日以后新收及此前未结的执行实施案件的被执行人信息。

4)天眼查

天眼查是国家中小企业发展基金旗下、致力于助力诚信社会建设的商业安全工具,在线提供全国超过 1.8 亿家社会实体、90 余种数据维度的信息,涵盖企业背景、实际控制人、对外投资、融资历史、股权结构、法律诉讼等,还可以实时监控所关注的企业变更。

其他还可供检索机构和人员信息的网站有见微数据、百度企业信用/爱查企等。

2.个人信息检索

(1)资格证书:教师资格证,查询中国教师资格网;记者证,查询中国记者网。

(2)学历、成绩:查询学信网。

(3)信用涉法情况:查询中国执行信息公开网,中国裁判文书网,支付宝芝麻信用,中国人民银行征信中心,适用于自查)。

三、信息管理、分析与展示交流

获取信息后,还应对信息进行整理分析,并合理展示交流,才能使信息发挥其真正的价值。

（一）信息管理

1. 文献管理工具

市面上常用的文献管理软件有医学文献王、EndNote、Mendeley、NoteExpress、Read-Cube、zotero、Notefirst、refworks、CNKI E – Study 等。这些软件功能大同小异，主要包括以下几方面。

（1）批量资料导入：用户可以将不同数据库的检索结果导入系统，汇总成格式一致的资料信息。

（2）建立资料目录：支持建立目录及多级子目录，方便对资料进行分类管理。

（3）检索功能：通过题目、作者、关键字等字段查询，快速定位已导入的资料。

（4）网络信息搜索：在获得目标数据库、网站等的权限后，可以直接检索目标数据源的信息，并将检索结果下载到软件的本地数据库。

（5）文献排序：将导入的资料按照需要进行排序，例如按照年份、作者、题目等不同的字段进行排序。

（6）资料查重：当用户将资料汇总进软件后，可批量查找重复资料并进行删除。

（7）读书笔记：用户可对资料的重要级别进行标记，记录读书心得。

（8）自动生成参考书目格式：提供数百种期刊引用格式，方便撰写和投稿。

2. 思维导图

思维导图（the mind map）又称心智图、脑图、概念地图，是表达发散性思维的有效图形思维工具。思维导图通过图文并重的技巧，把各级主题的关系用相互隶属与相关的层级图表现出来，把主题关键词与图像、颜色等建立记忆链接。思维导图可以方便地进行知识整理、思维发散、开展"头脑风暴"、展示演讲思路等。其制作特点是中央图形是焦点，用从中央向四周发散的分支表达主题，分支下还可以有更小的话题。

常用的工具包括 MindMapper、MindMaster、Mindmanager、Xmind、iMindMap、FreeMind、ProcessOn 等。图 2 – 1 是思维导图的简单示例。

3. 其他个人知识管理工具

我们经常会在不经意间有一些灵感，或者在某些情况下遇到某些需要紧急记录的信息，这个时候在线笔记类软件就可以派上用场了，常用的软件诸如印象笔记、有道云笔记、为知笔记、讯飞语记、OneNote 等。这些软件可以帮助我们撰写笔记、批量导出笔记、分层管理笔记、电脑手机端笔记同步更新；此外，部分软件甚至支持多人协作编辑、语音录入。

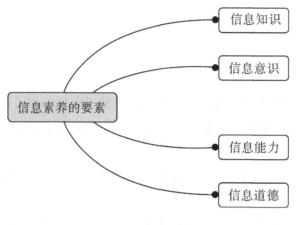

图 2-1　思维导图示例

（二）信息分析

对获取的信息进行分析和评价是有效利用信息的重要环节之一。浅层的信息分析主要是借助文献数据库本身的统计分析功能或者利用文献分析的聚类分析功能，或者引文检索和引文软件来反映文献之间的关系；深层的信息分析是通过全面检索某专题的信息后通过深入思考和综合分析，从而研究产品、预测研究发展的趋势等。

常用的信息分析方法有以下几种。

（1）逻辑学分析法：通过比较、推理、归纳、综合等方法对信息进行分析。

（2）统计学分析法：利用统计工具，如 SPSS、SAS 等软件，通过统计推理的方法来得到某些信息。

（3）图书情报学分析法：通过情报学工具，如 CiteSpace、RefViz、Histcite 等引文分析软件分析文献间的关系、文献引证历史、文献发展趋势、研究热点、研究前沿等。

（4）内容分析法：可以通过明确需要分析的内容要素（研究主题、研究人群等），然后从收集的资料中提取需要的信息，进行汇总分析。

（三）信息交流与展示

学术创新需要撰写开题、结题报告，商业创新创业项目需要撰写项目策划书等。此外，除了文书，海报、PPT 展示也起着举足轻重的作用；近年来随着网络技术的发展，视频也成为非常重要的信息展示形式。项目书和路演等具体的知识将在第五章中进行详细的介绍，本部分主要简要说明一下海报、PPT、视频等信息交流手段，需要说明的是这些手段始终是为了我们开展信息交流服务的，不要为了炫耀技术而盲目使用各种信息展示的手段。

1. 海报

海报可以用于学术交流、项目展示、比赛、讲座等场景,通常只有一个页面。制作海报要求如下。①图文结合:图片要服务于展示的中心内容,像素一般在 300dpi 以上。②文字简洁:保证读者在短时间(10 分钟)内能够读完所有的内容。③配色合理:一般控制在 3 种颜色内,配色方案尽量与展示的主题相一致。

常用的海报制作软件有:MockingBot、Poster Forge、MAKA 等。

2. PPT

制作 PPT 时要注意以下几方面。①目标明确:围绕展示的主题制作 PPT。②逻辑清晰:制作幻灯片前要对内容进行梳理、分层、归类,好的逻辑可以增强说服力。③简洁明了:每页只保留必要内容,一般只围绕一个主题,避免不必要的装饰图片,减少不必要的动画。④图形化:"字不如表,表不如图",图表要有助于理解演讲内容,不能盲目加图。⑤颜色大方:建议使用 PPT 自带配色方案,一般同一页面不超过 3 种颜色。⑥重视细节:保证清晰度,使得展示场所远端的受众能看清文字;注意一致性,文字大小、颜色、字体等要保持一致;适当留白,行距可设置为 1.2 ~ 1.5 倍;提前预演,避免现场出现系统不匹配等意外。

3. 视频制作

视频制作是将 PPT 设为自动播放格式,形成数字化故事;此外,还可以使用爱剪辑、会声会影等视频剪辑软件制作视频,甚至利用抖音等短视频分享软件制作短视频。视频剪辑同样要服务于展示目的,还要注意新颖性等。具体的制作方法可以参考专业的视频制作图书。

四、护理创新创业中的信息道德伦理

在大众创业、万众创新的时代背景下,各高校积极开展创新创业教育,大学生的创新创业能力显著增强。但从目前的双创现状来看,大学生的双创动机功利化、双创行为中道德缺失问题具有一定的普遍性。

信息化正在广泛而深刻地影响和改变着人类社会,它不仅对人类引以为荣的智能唯一性发出有力挑战,而且有可能动摇人类的道德主体地位。作为新时代的大学生创新创业者,伦理水平不仅直接影响其个人及其团队的健康成长,更关系到经济社会的稳定发展与创新型国家的战略转型。大学生在锻炼创新精神、创业能力的同时,更应提升其信息道德与伦理素养,培养社会责任感,以促进身心健康发展。因此,大学生创新创业伦理教育意义重大。

护理专业学生创新创业实践活动本身就蕴含了天然的伦理属性,学生在创新创业的信息活动中面临很多的道德和伦理抉择,如创新创业活动自身的价值取向、学生对各类社会关系的处理等。为此,护理专业学生需要了解信息道德伦理中的基本知识和基本准则。

(一)学术规范

具体说来,学术规范主要包括形式规范、内容规范和道德规范三个方面。

1.形式规范

形式规范主要指学术引文规范。绝大部分研究和创新都是基于前人的工作基础之上,引文规范有助于读者了解作者的研究基础和立足点,让读者对研究发展有清晰的认识,同时也是对前人研究的尊重。

在撰写国内期刊论文时,我们应当参考《中华人民共和国著作权法》《信息与文献 参考文献著录规则(GB/T 7714 – 2015)》《学位论文编写规则(GB/T 7713.1 – 2006)》等。教育部《高等学校哲学社会科学研究学术规范(试行)》(2004)则强调引文应以原始文献和第一手资料为原则。凡引用他人观点、方案、资料、数据等,无论是否发表,无论是纸质或电子版,均应详加注释。凡转引文献资料应如实说明,学术论著应合理使用引文。对已有学术成果的介绍、评论、引用和注释,应力求客观、公允、准确。伪注、伪造、篡改文献和数据等,均属学术不端行为。在国际平台发表论文时,还要遵守相关的国际规范和所在国的特殊要求。常用的国际论文引用规范有 Information and documentation – Guidelines for bibliographic references and citations to information resources (Fourth edition)(ISO 690 – 2021)等。

2.内容规范

内容规范主要包括学术研究方法规范和学术研究写作规范。学术研究方法规范指的是在研究的过程中所使用的研究方法的要求和原则,例如使用文献研究法、观察法、调查法等不同的方法时,要遵照该方法的基本原则和要求。学术研究写作规范指的是学术论文、专著、学位论文、研究报告等要符合《科学技术报告、学位论文和学术论文的编写格式》规定。此外,为了提高国际研究报告的一致性,加强对研究性质的审查,国际期刊通常要求研究者在报告研究成果时遵循相关的报告规范,如 Equator – network (https://www.equator – network.org/)针对不同的研究推出了系列报告规范,包括系统综述和 meta

分析国际报告规范(PRISMA 声明和 MOOSE)、随机对照试验国际报告规范(CONSORT)、观察性研究国际报告规范(STROBE)、质量改进研究报告规范(SQUIRE)等。

3. 道德规范

广义的道德规范包括学术道德规范和学术法律规范。道德层面上,我国相关部门对科研诚信提出了严格要求。为了加强学术道德建设,2019 年科技部网站先后发布两个重要文件《科学技术活动违规行为处理规定(征求意见稿)》以及 20 部委联合印发的《科研诚信案件调查处理规则(试行)》,使科学技术活动违规行为、科研诚信案件有了更细化、更具操作性的调查处理指南。从法律层面来说,学术行为必须遵守《中华人民共和国宪法》《中华人民共和国著作权法》《中华人民共和国保守国家秘密法》《中华人民共和国科学技术进步法》等法律规范。

4. 学术不端

教育部《高等学校预防与处理学术不端行为办法》第二十七条指出,经调查,确认被举报人在科学研究及相关活动中有下列行为之一的,应当认定为构成学术不端行为:①剽窃、抄袭、侵占他人学术成果;②篡改他人研究成果;③伪造科研数据、资料、文献、注释,或者捏造事实、编造虚假研究成果;④未参加研究或创作而在研究成果、学术论文上署名,未经他人许可而不当使用他人署名,虚构合作者共同署名,或者多人共同完成研究而在成果中未注明他人工作、贡献;⑤在申报课题、成果、奖励和职务评审评定、申请学位等过程中提供虚假学术信息;⑥买卖论文、由他人代写或者为他人代写论文;⑦其他根据高等学校或者有关学术组织、相关科研管理机构制定的规则,属于学术不端的行为。

(二)知识产权保护

知识产权,是关于人类在社会实践中创造的智力劳动成果的专有权利。各种创造比如发明、文学和艺术作品,以及在商业中使用的标志、产品外观等,都受到知识产权保护。一般认为知识产权包括版权(著作权)和工业产权。版权(著作权)是指创作文学、艺术和科学作品的作者及其他著作权人依法对其作品所享有的人身权利和财产权利的总称;工业产权则是指包括发明专利、实用新型专利、外观设计专利、商标、服务标记、厂商名称、货源名称或原产地名称等在内的权利人享有的独占性权利。

自 2008 年《国家知识产权战略纲要的通知》颁布之后,我国陆续出台了《中华人民共和国专利法》《中华人民共和国商标法》《中华人民共和国著作权法》《中华人民共和国反不正当竞争法》《信息网络传播权保护条例》。此外,还可以从中国保护知识产权网(http://ipr. mofcom. gov. cn/index. shtml)上获取更多的知识产权保护的相关信息。

第三节　创新思维训练

课程目标

1. 掌握常用的创新思维。
2. 熟悉创新思维的产生条件。
3. 了解创新思维的定义与特点。

课程导入

小明在护理实习期间发现,医用防护眼罩在使用上有防雾性不够、清晰度不佳等缺陷。因此,他想通过创新,使用新的思路和方法改进这些缺陷。在这个过程中,他深刻感受到创新思维的重要性。

请思考:

1. 如果你是小明,你如何在原有基础上提出有效改进措施,以提升医用防护眼罩的功能?
2. 以目前的技术条件,这些创意是否能够实施?
3. 如何培养创新思维?

一、创新思维的定义

思维是指大脑为了解决某个问题而进行的不同维度的、有秩序的思考,其基本构成要素为智力、知识与才能。思维是一种能力,是先天与后天相结合、学习与实践相结合的综合能力。

创新思维是指发明或发现一种用以处理某件事情或表达某种事物的新方式的思维过程,亦称为创造性思维。创新思维是一个相对概念,是相对于常规思维而言的;创新思维与常规思维为连带关系、递进关系,而非对立关系。

二、创新思维的特点

为便于理解创新思维的特点,我们首先对常规思维的特点——习惯性、单向性及逻辑性进行说明。习惯性思维是一种思维定式,可帮助我们养成良好的行为习惯,却也会把我们拖入特定的陷阱;单向性思维特指思维僵硬化,不够灵活;逻辑性思维是一种基本的、重要的思维方式,所有创新的想法和火花最后都要通过逻辑思维形成可准确表达、可执行的内容。

与常规思维相对应,创新思维亦具有三个主要特点:多向性、非定势性和非逻辑性。多向性指在遇到问题时,从多角度、多渠道、多因素方面考虑问题;非定势性指思维的开放性;非逻辑性指不符合一般逻辑、超出常人思想、可能不被主流思维所接受的思维方式,是创新思维与常规思维最重要的区别。

三、创新思维的产生条件

成功的创新者与普通人的一个重要区别为前者善于发现问题并有效解决问题。问题的发现是创新的源泉,故创新思维的培养需要以下四个条件。

1. 主动寻找问题,而非被动等待问题

问题意识是创新者的重要特征之一,善于发现问题、寻找问题是创新者的重要能力。"相对论"学说的创立正是由于爱因斯坦发现并思索了常人看起来没有问题的"问题"。

培养发现问题的意识需要克服人与生俱来的虚荣心理。很多时候,我们会因担心自己提出的问题太过简单而被人看低,抑或因为自尊心以致错过创新的时机。需要强调的是,问题意识主要指"主动发现问题"的意识,而非等待问题出现。

2. 突破惯性思维的束缚

惯性思维是由主体头脑中一些起基础性作用的、影响深远的要素(知识、经验、观念、方法)产生,其作用时效长、范围广,伴随学习和实践变化而发展。惯性思维对问题解决有积极的一面,但同时会使人养成一种呆板、机械、千篇一律的解题习惯。尤其当新旧问题形似质异时,惯性思维往往会使个体步入误区。创新必须突破惯性思维的束缚。

3. 培养勤于用脑与随机应变的灵活性

思维的灵活性又称变通性,指可随机应变、举一反三、触类旁通的思考能力,具体表现之一为"见异思迁",不拘泥、不守旧,自身具有稳定发展的认识系统;另一表现为思维流畅,可对问题的刺激做出连续快速反应。

4.提升积累信息并善于适时调用的能力

好的创新者,一方面要重视信息的收集,不断扩充自己的知识、信息储备量;另一方面,对所储备的知识有充分把握,可适时、及时调用信息,助力决策的制定。

四、常用的创新思维

(一)求异思维

1.求异思维的定义

求异思维指突破常规思维只从单方面、正面思考的习惯,遇到问题善于从异于既往的方面、反面和侧面去思考的一种思维方式。

求异思维表现在遇到常规方法解决不了的问题时,思考适时"转弯",甚至是180°的"转弯",经常可以出现"柳暗花明"的效果。

2.求异思维的训练模式

遇到问题时思考:"难道只能这样吗? 我还可以做出哪些改变?"

上述语句为通用版基本问句,在不同场景下可结合实际情况进行变形应用。

3.求异思维模式的步骤

(1)确定目标:明确需实现怎样的目标,达到怎样的效果。

(2)穷尽所有实现目标的途径:此步骤需要创新主体具有一定的知识积累。创新思维只是从另外的角度思考问题,任何创新都必须基于科学规律。

(3)筛选并完善具体方案:首先,去除违背科学原理或技术上完全不可行的方案;其次,去除明显效果不好的方案;再次,慎重考虑是否要否定既往普遍采用的方案;最后,综合预算等各方面因素确定拟采用的方案。

(4)实施:方案的实施过程中,每进行一步都要运用求异思维训练模式设问;不断地提问,促使我们打开思维,迸发出创新的火花。

(二)扩散思维与集中思维

1.扩散思维与集中思维的定义

扩散思维指思维从某一点出发,向四面八方扩散;本质是对同一问题从不同角度、不同层次、不同方向进行探索,从而诞生新思路、新发现、新的解决方案的过程,也称发散思维。扩散思维要求个体围绕一个问题,尽可能地多提解决方案,暂不考虑方案的可行性,先求多、求新、求独创、求前所未有,允许"异想天开"和标新立异。

集中思维指在扩散思维的基础上,将获得的若干信息或思路加以重新组织,使之指向一个正确的答案、结论或最好的解决方案。集中思维是对扩散思维提出的多种设想进行整理、分析、选择,从中选出最有可能、最经济、最有价值的设想,加以深化和完善,使之具体化、现实化,形成具有可行性的最佳方案。

2. 扩散思维与集中思维的统一

"多谋善断"是扩散思维与集中思维相统一的最好体现。"多谋"指扩散思维,"善断"指集中思维,二者相互联系,缺一不可。扩散思维体现了"由此及彼""由表及里"的思维过程,集中思维则体现了"去粗取精""去伪存真"的思维过程。只有通过扩散思维提出种种新想法,才有机会通过集中思维从中挑选出好的设想。任何一个创新过程,必然要经过由扩散到集中,再由集中到扩散,多次循环往复的过程,直到最佳方案出现。

(三)联想思维

1. 联想思维的定义

联想思维指从一种事物想到另一种事物的心理活动,亦常简称联想。

在一定程度上,个体之间创新能力的差别在于看到同样的事情产生不同的联想。善于联想就是善于抓住事物之间本质上的相似之处,从已知推导未知,获得新认识,产生新设想。

2. 联想的类型

(1)相关联想:由某一事物想到与其相联系的方面称为相关联想。

(2)相似联想:由某一事物想到与其相似的方面称为相似联想。

(3)对比联想:由某一事物想到与其具有相反特点的事物称为对比联想。对比联想容易使人看到事物的对立面,转变思路,从而诞生巧妙的设想。看似毫无关系的几个事物强行联系在一起,思维跳跃比较大,可克服经验的束缚,产生新的设想、开发出新的产品。

3. 联想的方法

(1)自由联想法:自由联想法指思维不受限制的联想,可从多方面、多种可能性中寻找问题的答案。

(2)强制联想法:强制联想法指把思维强制性地固定在某些事物中,并要求对这些事物产生联想。

(3)仿生联想法:仿生联想法指通过研究生物的生理功能和结构特征,设想创造对象的方法。

自然界的生物经过亿万年的优选与演变,其身上存在着人类取之不尽、用之不竭的创造模型。

(四)直觉思维

1.直觉思维的定义与特征

直觉思维指不经过大脑的分析、推理等思考,直接给出答案的过程。

直觉思维具有以下典型特征。

(1)结论的突发性:鉴于直觉思维的无意识性和不自觉性,直觉的结论通常在无任何先兆的情况下突然产生,思维的主体甚至意识不到自身的思维过程。

(2)结论的跳跃性:主要表现为直觉思维的非逻辑性,思维呈跳跃性,无循序渐进的思维环节。

(3)思维的或然性:主要表现为直觉思维的不成熟性,所产生的只是一个大概的猜想或假说,需加以科学的论证和检验方可确信。

2.直觉的作用

(1)在创新过程中发挥引擎和加速作用:直觉思维能帮助我们突破思维定式,使百思不解的问题得以突然明白,帮助我们摆脱限制,找到新的思路和创意,从而推动创新的发展。

(2)有助于个体做出最佳选择:创新创造的过程中,会面对众多复杂的情况,需制定明确的目标、确定最佳的创新方案,直觉可帮助个体从众多方案中选择出最优者。

(3)有利于个体做出预见:准确的预见性对创新具有重要意义,卓越的直觉能力可协助个体在纷繁复杂的事实面前敏锐地察觉到某一现象和思想的潜在价值。

尽管直觉在创新过程中具有重要作用,其弊端亦不可忽略:直觉以经验为基础,越是熟悉的事物越容易产生直觉,而经验毕竟有限,其有限性导致个体凭直觉得出的结论易被限制在一定范围内,甚至出现错误的论断。例如,在未对病人进行周密检查之前,仅根据直觉匆匆判断,医生就可能做出错误诊断。

(五)灵感思维

1.灵感思维的定义

灵感是一种现象,一种个体自身无法控制、创造力高度发挥的突发性心理状态,是一种顿悟。

灵感思维指灵感的产生过程,即经过大量且艰苦的思考之后、在转变环境时突然得到某种特别的创新性设想的思维方式。灵感思维是大脑的一种潜在机能,是客观存在的、思维发展到高级阶段的产物。

2.灵感的特点

(1)突如其来,让人茅塞顿开:灵感多在个体不注意、想不到时突然出现,其出现具有偶然性。

(2)不为人的意志所左右,无法预计其出现时间:灵感的产生不受个体意志的控制,更无法计划其出现;灵感多"不期而至""从天而降",其产生常"出其不意"。

(3)转瞬即逝,飘然而去:灵感的呈现过程极其短暂,稍纵即逝;灵感来不可遏,去不可留。

3.灵感思维的规律

(1)产生于大量且艰苦的创造活动之后:创造性活动是灵感思维产生的基础。大量、艰苦的创造活动会使大脑神经紧绷,思维能力达到了突破的边缘;此时,诱因一旦出现,即可引起大脑神经的强烈共鸣,灵感就此产生。

(2)基于大量的信息输入与积累:足够的信息是灵感产生的前提,在进行创造活动的过程中,应注重不断积累知识信息。阅读相关书籍资料、检索网络信息、请教各领域专家等,都是获取信息的方法。

(3)需要一定诱因的激发:大量的信息、创造性活动使个体的创造力处于饱和状态,在一定的诱因激发下,方可产生质的飞跃。

4.灵感思维的应用

鉴于灵感的不确定性与偶然性,我们不禁会想:灵感思维能否像求异思维、扩散思维那样可以训练,主动加以利用呢?

当你解一道难题或准备写一篇论文时,可以先将与之有关的知识"读"(看、写、听、说、形象想象等)进脑子里,即信息输入;然后,每过一段时间想一下这件事,给大脑一个刺激,并试着想想有没有好的解决办法或好的开头,如果没有,先把事情放下;再过一段时间,再想想;如此反复几次,在某次放松、转换环境时,受到某个诱因(如一条新闻、一句话、一个动作等)的启发,灵感可能就会不期而至。

第三章　建设创新创业之队

第一节　创新创业队伍的组建

课程目标

1. 掌握创新创业队伍的组建方法。
2. 熟悉创新创业队伍的组建模式。
3. 了解创新创业队伍组建的意义。

课程导入

> 小丽现在是护理专业本科大二的学生,已经开始了护理专业课的学习。她在专业老师和辅导员的指引下对创新创业项目有了自己的见解。现在她打算组建团队,进行创新创业项目的申报。
>
> **请思考:**
> 如果你是小丽,作为项目负责人,你会如何组建自己的创新创业团队?

一、创新创业队伍组建的意义

高校毕业生是实施创新驱动发展战略和推进大众创业、万众创新的生力军。《国家中长期教育改革和发展纲要(2010—2020)》和《国务院办公厅关于深化高等学校创新创业教育改革的实施意见》明确指出,高等教育要加强就业创业教育,深化高等学校创新创业教育改革。大学生创新创业教育已呈不可阻挡之势，以创促教、以创促学、以创促建、以创促改已渐成共识。

二、创新创业队伍的组成

高校创新创业队伍包含专业教师队伍、创业导师队伍和学生团队。

(一)专业教师队伍

教师是教育的第一资源,高质量的教育来源于高质量的教师队伍。应用型高校创新创业教育是一项复杂的系统工程,而教师的数量和质量、知识能力水平以及实践经验是此系统的核心要素。医学高校要打造一支政治坚定、业务过硬的创新创业教育师资队伍,为创新创业教育提供有力支撑,在高校开展创新创业教育,其目标是培养具有创造力的人才。

(二)创业导师队伍

创新创业教育是一种重要的教育理念与模式,而高校创业导师在其中的重要作用和地位不言而喻。建立创业导师队伍既是高校积极开展创新创业教育的重要举措,也是高校指导和促进大学生创业的根本要求。高质量、高素质、高效率、创新型的创业导师队伍是高校创新创业教育有效实施的关键,决定着高校创新创业教育的质量。对于护理专业来说,除专业教师作为校内导师指导外,还应聘请医院、医疗器械厂家、养老院等各行各业优秀人才担任兼职教师,建立优秀创新创业导师人才库。

(三)学生团队

学生是创新创业的主力军,在创新创业的各类比赛中,学生是以团队的形式展开创新创业活动。参赛团队成员一般为 3～5 人,从创业计划书撰写到路演答辩、融资对接,团结协作,聚集资源。除导师指导外,在这个过程中,朋辈互助突显出特有的优势和作用。在激发创新创业意识方面,由于身份、年龄、观念、经历相近,朋辈之间更容易得到认同感,建立良好关系,也更容易在潜移默化中形成一致的观念意识。

第二节　创新创业队伍的管理

课程目标

1. 掌握创新创业学生队伍管理的内容。

2. 熟悉创新创业教师队伍管理的内容。

3. 了解创新创业队伍管理的组成部分。

课程 导入

> 小丽通过学校的"医创暖心"社团组建了自己的创新创业小组,希望得到师兄、师姐和老师的专业帮助。
>
> **请思考:**
>
> 如果你是小丽,请问你想得到哪一方面的专业导师的帮助?可以通过什么途径获得学生方面的帮助?

近年来,创新创业教育蓬勃发展,相关教育部门出台各项创新创业政策和文件,高等院校结合专业特长进行科学有效的创新创业教育改革已势在必行。医学院校应完善自身组织结构,建立健全创新创业教育体制机制,即完善课程体系建设和师资队伍建设,加强医护专业学生创业团队管理,加强校企合作,以创新创业大赛为实践平台,协同各方,共同为高等医学院校创新创业改革开创崭新的局面。政府通过多途径、多举措不断加强对大学生创新创业的政策支持、资金支持、环境支持,不断提升大学生的创新创业竞争力。

一、高等医学院校完善自身组织建设

高等医学院校设立创新学院以及创新创业教育办公室,有利于系统全面开展创新创业教育工作,为举办一系列创新创业活动提供指导、监督落实,使创新创业教育走上正轨;进一步完善高校学生创业服务网功能,为高校学生提供项目对接、产权交易、培训实训、政策宣传等服务。

(一)优化创新创业课程体系

在"大众创业、万众创新"的双创时代,大学生创业已经成为时代发展的客观要求,而创新意识、创意能力和创业思维教育则成为高校最重要的任务之一,教育部印发《关于做好2016届全国普通高等学校毕业生就业创业工作的通知》指出,从2016年起,所有高校都要设置创新创业教育课程,对全体学生开发、开设创新创业教育必修课和选修课,并纳

入学分管理。高校应以开拓创新思维、培养问题意识、提高学生创新能力为出发点,开展多学科多层次交叉的课程体系。

1. 课程设计

大一、大二开设《信息检索与利用》《统计学》等普及性课程以及时事政治课程,把握时事动态,为梦想奠基;大三、大四以学生为单位,开设针对性核心创新创业实践必修课和选修课程,对本科生和专科生分类管理,制定创新创业课程质量标准和评价体系,增加创新创业学分比重,建立创新创业档案记录。

在护理本科人才培养中,融入创新创业教育,才能培养具有开拓创新精神的创新创业护理人才。探索合适的护理创新创业模式,不仅可以培养护理人员的事业心、进取心、开拓精神、创新能力以及创业意识、创业精神、创业能力,还可以培养更多知识面宽、能力强、素质高、适应能力强的复合型双创型护理人才。

2. 建立创业实训基地

建立创业实训基地开展创新创业模拟教学,组建创新成果生产线,提高动手能力;同时,增加开放性实验比例,学生可以自己设计,提高创新成果转化。

针对护理专业,除了在专业理论课上融入创新创业内容之外,还应结合专业应用性较强的特色,加强护理实训中心的开放式管理,鼓励学生平时多操练;在见习、实习环节注重理论与实际相结合,培养学生自觉带着创新的意识去主动发现问题,挖掘比较实用的创业元素。

学校可设计提供创新课选修主题,邀请学生选择感兴趣的主题,如果学生的兴趣没有被涵盖,可以邀请其组织自己的选修课。总之,力求形成内容丰富、线上线下并重的创新创业课程体系。

(二)加强创新创业师资队伍建设

1. 严格招聘标准,保障创新创业教学质量

高校招聘要根据人力资源规划内容进行招聘需求分析,形成详尽的招聘方案,明确规范创新创业教师的任职条件,提高教师准入门槛,严格授课管理。从事创新创业理论课讲授的教师应该拥有相应的专业背景以及相关的资格证书与职称要求,为了提高创新创业师资队伍的专业化水平,有必要在招聘筛选环节即对教师的自身条件进行最严格的筛选,尽量挑选专业知识强、实践经验丰富、教学科研理念先进的双师型人才,保证创新创业师资队伍的合理优化。同时,在后续的教师管理中,要做到专岗专用,建立统一的管理机构,避免兼职多用、管理难度大等问题的出现。

2.加强全方位培训,提高创新创业教学能力

高校应该建立良好的培训制度,对创新创业教师进行培训,根据创新创业课程的课程属性和层次水平,对专职教师开展不同的培训项目与内容。同时,建立创新创业课程专任教师到行业企业挂职锻炼制度,使教师在参与企业实践中不断提高自身能力。对创新创业教育教师的培养应强调对作坊、高峰体验课程和沙盘演练等实操性强的方法的运用,以提高教师的实践教学能力,实现对学生创新创业过程的有效指导。

高校应充分利用信息化技术推进师资队伍建设。作为应用型高校,应该运用先进技术建立网络培训系统,为教师自主学习提供平台,形成线上线下深度融合的创新创业教育教师培训体系;创建创新创业教育网络课程平台,为教师提供多样化的、丰富的优质课程资源;鼓励教师使用手机、平板电脑等移动互联网设备,随时随地利用碎片化时间进行学习。建立创新创业导师制度,在全面了解行业企业需求和发展状况的基础上,给予学生针对性的过程化建议,并采用严格的选拔制度,同时秉持"走出去,请进来,打造自身实力"的原则,让学校创新创业教育教师深入行业企业率先实践,培养内部导师,或与行业企业进行合作,引进外部导师。

推进"互联网+"大学生创新创业,高等医学院校之间优质教学资源共享,搭建网上交流平台,积极学习,做项目联盟;可以探索以"工作室"为载体的高校创新创业教育实践模式,重点把握好创新创业教学的市场化导向、实践性特征、个性化定制、项目化运行。

3.创新激励机制,调动创新创业教师的积极性

各大高校应依据人力资源管理绩效评价程序,建立完备的绩效评价指标,把培养创新创业意识和创新创业精神纳入其中,加入毕业的大学生的追踪评价,要结合一定的侧面评价,保证评价结果的客观性。此外,在学校教学成果奖、优秀教学奖、教学名师奖等教学奖励中,对于积极开展创新创业教育教学改革的教师要予以优先推荐。要把制度落到实处,突出奖惩原则,避免绩效管理中的"大锅饭"现象,尤其要通过政策加强对创新创业教学与研究成果的扶植力度,并严格惩罚不利于创新创业教育的教学行为。

(三)优化创新创业学生团体的管理

1.基于专业学生社团模式

高校专业学生社团指的是依托一定的学科专业背景,由一群对此感兴趣的学生自愿组成的学生团体,其目的是拓宽专业知识面,加强专业学习与交流,提高专业实践能力。学生社团所带来的组织优势可有效促进创新创业教育的发展,社团活动与生俱来的时间上的持续性、空间上的多样性、形式上的灵活性,这些独有优势将在很大程度上提升创新

创业教育实践活动的吸引力和生命力,促进教育实效明显提高。

护理专业学生学术型社团搭建科研与临床平台,以培养临床前护理专业学生的科研素质、临床思维和创新能力为主要任务,已成为我国医学教育第二课堂的重要载体之一。在专业课程体系下,以专业学生社团为载体,将创新创业教育与实践教学有机结合,既培养与实践学生的创新能力,又营造校园专业及学术氛围,还可以加强校园内涵建设。专业课程体系指导下的学生社团,充分利用课内外教学条件及资源,建立多元化创新创业发展空间,通过开展专业学生社团活动,展开创新创业教育。

2. 独立学院模式

当前,全国各高校积极推进创新创业教育深化改革,不少高校建立创新创业学院,部分实体学院开始招收学生,专项培养创新创业人才。独立学院要求依托各方资源优势,将双创教育与学校教学、科研、服务社会深度融合,推进资源协同,打造创新创业教育生态共同体。通过校校协同、师生校友协同、校企协同、校地协同等,构建双创教育资源深度融合工作大格局。

3. 竞赛项目模式

当前国内外各种创新创业赛事和创新创业训练计划为项目团队创造了多样的历练机会和形式。参赛过程中,团队自然形成朋辈群,从创业计划书撰写到路演答辩、融资对接,不断开展团结协作,聚集资源,创新创业的种子浇灌成长、生根发芽。针对护理行业,国外发达国家创新创业教育体系完善,与护理学科相关的创业项目及创业企业较多,主要涉及的领域包括养老护理、母婴护理、慢性病护理、美容护理等,随着互联网技术的快速发展,护理的范围还在不断扩大。当前国内各大高校也在积极结合自身特点举办校内双创计划大赛、双创论坛、双创讲座、双创训练营等活动,并邀请创新创业专业人士进行讲演。作为护理专业的学生,应积极参加国内各大高校举办的各类创新创业大赛以及科研学术活动,如"创青春""挑战杯""互联网+""三创赛""远志杯"护理专业本科临床技能大赛等,切实提高自身的创新精神、创业意识和创新创业能力。

以竞赛为牵引和驱动,构建起知识、能力、思维"三位一体"的创新创业能力培养体系,取得了丰硕的实践成果。具体而言,一是竞赛激发了大学生饱满而持续的创新创业热情;二是以竞赛为契机,重点孵化、培育了一批创新创业项目,为学生创造了更多的实践和历练机会;三是研判"互联网+"大学生创新创业热点的时序演变趋势与空间分布特征,并据此推进大学生创新创业教学。各高校应注重学习交流,加强创新创业教育的顶层设计,在"以赛促学、以创促创"的人才培养新思路中完善大学生创新创业能力培养体系。

4. 创客空间模式

创客空间是大众创业、万众创新的载体和孵化器,也是高等院校践行创新创业人才培养使命的重要内容。目前,许多高校都在校园里设置专门的创客空间,培育学生创新创业项目,并且在场地、硬件、经费、服务等方面均予以配套支持。这些志同道合的学生团队聚集在一起,不仅方便学校的统一管理,形成校园创新创业的区域优势,更能营造出相互促进的创新创业氛围,为各团队间的交流学习创造便利。

5. 课堂融入模式

对于在校大学生而言,第一课堂永远是创新创业教育最基础的重要阵地。创业管理、技术创新管理、创新设计方法概论、产品创新与商业模式,以及经济学、法学、科技前沿等创新创业理论体系,是所有有志创业的护理专业学生的必修课程。各高校在开设相关课程时,越来越普遍采用团体项目合作形式完成大作业或者创新创业训练;有的院校邀请优秀典型案例走进课堂与学生开展交流互动,既能覆盖到较多学生群体,又能利用课堂发挥朋辈的引领作用,通过实战经验讲解,提高学生对创新创业课程内容的理解。

6. 共青团引领模式

高校共青团结合自身优势,多途径开展创新创业教育,引领大学生树立积极向上的创新创业理念,不断增强大学生的创新创业核心竞争力,促进大学生综合素质的全面提升。例如,昆明医科大学共青团立足学校医学类、医学相关类、非医学类学生的专业特色与实际,积极开辟专创融合的创新创业教育途径,通过校、院、班三级团组织联动,全面开展大学生创新创业教育,取得了良好的效果。

二、加大政府创新创业支持力度

国家实施创新驱动发展战略离不开政府对大学生创新创业的大力支持。目前政府通过多途径、多举措不断加强对大学生创新创业意识和能力的引导与提升,不断完善大学生创新创业的环境,促使大学生不断投身到创新创业活动中。

政府出台相关扶助政策,加大教育经费投入,支持高等医学院校的创新创业教育研究,助力知识资本化以及技术、科研成果市场化,统筹协调财政、科技、人社等部门,整合现有专项资金向高校创新创业教育倾斜,提高教师创新创业教育教学能力。政府鼓励社会组织、公益团体、企事业单位和个人设立师资队伍建设专项基金(如教师资助项目和青年教师基金),以多种形式向高校创新创业教育师资队伍建设提供资金支持,并做到专款专用,提高资金使用效益。

政府要完善应用型高校创新创业教育师资队伍建设政策措施,促进创新创业教育教师专业化发展。例如,加大政府统筹,依托职教园区、职教集团、产教融合型企业等建立校企人员双向交流协作共同体,鼓励创新创业教育教师与产业界技术人才双向流动。

政府要为应用型高校创新创业教育师资队伍建设提供制度保障。政府必须直面创新创业教育师资队伍建设的现实困境,创新体制机制,协调各方利益,统筹各方资源,构建促进高校创新创业教育师资队伍建设的新制度环境,形成浓厚的创新创业文化氛围,从而打造高水平多领域师资队伍。

第四章　优化创新创业营销

第一节　商业模式概述

课程目标

1. 熟悉商业模式的主要类型。
2. 了解什么是商业模式。

课程导入

小明是一名升入护理专业的大三学生,在高年级同学的带领下,他在课堂学习之外参加了一系列创新创业类比赛,将自身所学知识通过参与项目研发进行融会贯通。但作为一名医学在校生,他对商业知识的了解和商业经验的积累方面并不多。

请思考:

如果你是小明,你如何提升自身对于商业运营的理解?

一、商业模式

(一)商人的起源

关于"商人"这一名称的起源众说纷纭。在我国,有一种说法是中国人早在距今3000多年前就学会了经商,商汤的先祖相土因为所在的部落生产的物资富余,便与相邻的部落约定在指定的地点和时间进行物资交换,从此,对从事物品交易的人有了"商人"的称号。也有一种说法是因为商朝人善于经商。周武王灭商后,商朝的许多遗民从事商业活动,周人称他们为"商人",后世便将经商的人称为"商人"。

商人的另一个由来源自"陶朱公"范蠡。春秋时期,范蠡帮助越王勾践复国后搬到齐国,改名为鸱夷子皮。在此期间,他三次经商成为巨富,又三次散尽家财,被后人视为中国早期的商业理论家。范蠡经商时在牛车和青铜器上铸上"商"字,意为游走买卖。后来"商人"就成为买卖商品人的代称。

(二)商业模式的概念

从商人的起源可以发现,早期的商业模式主要是以集市贸易和异地贩运贸易为主。集市贸易即众多的商家聚集在一块区域,售卖不同的商品。而异地贩运贸易就是将一地的商品运送到另一处售卖,根据不同地区商品的需求程度不同赚取差价。而在工业革命之后,随着技术水平出现了跳跃式的发展,商业模式也出现了丰富的变化,在生产、运输和销售环节,商业从业者们面对新出现的变化,运用自己的才智创造了不同的生产模式、销售模式等。进入现代,随着互联网的诞生,采购、生产、运输和销售环节又发生了巨大的变化。信息传递的速度、数量以及透明度,引发各企业为了在激烈的竞争中脱颖而出,不断创新自身的商业模式。

尽管商业模式已经受到企业界和学术界的广泛关注,但迄今为止,学术界对商业模式的概念与本质还没有达成最终的共识。Rappa(2000)认为商业模式的本质是企业为了自我维系即赚取利润而经营商业的方法,是为了清楚地说明企业如何在价值链(价值系统)上进行定位,从而获取利润。Morris 等(2003)对商业模式给出一个整合定义,即商业模式是一种简单的陈述,是为了说明企业如何对战略方向、运营结构和经济逻辑等一系列具有内部关联性的变量进行定位和整合,从而在特定的市场环境中建立竞争优势。

总体来说,不论学术界从何种角度来分析商业模式,对于企业如何盈利的关注都是一致的,因此,可以认为商业模式就是企业创造自身价值的一种概念化描述。

二、商业模式的类型

进入现代社会,随着科技水平日新月异的发展,各类商业模式层出不穷,而不同的学者对于不同的商业模式也有其不同的定义。为便于理解商业模式的逻辑,本节对当前在学术界研究较多的商业模式类型简述如下。

(一)诱钓模式

诱钓模式是一种常见的销售模式,传统的诱钓模式是通过低价销售主产品,高价销售与主产品紧密联系的配套耗材、配件或软件等赚取利润。经典的传统诱钓模式案例就是惠普公司销售小型化打印机。在20世纪70年代末80年代初,随着小型化计算机的普及,小型化打印机的市场需求逐渐增多。而在当时,市面上技术先进的施乐公司采用的高价售卖打印机的模式对于大型企业可以接受,但对于家庭用户而言无疑是不太合适的。因此,面对数量巨大但无法承担高额费用的家庭个人消费市场,惠普公司如何解决这一痛点成为打入大众市场的关键。考虑到打印机需要持续更换墨盒和硒鼓才能工作,惠普公司采取了低价出售打印机,而以相对略高的价格出售墨盒和硒鼓的模式,从此迅速打开市场,并一直占据打印机市场龙头位置直至今天。

此外,还有一种逆诱钓模式,即低价销售与主产品配套的耗材、配件或软件,而高价销售主产品,通过形成组合模式吸引消费者购买,从而赚取利润。

（二）低价优质模式

低价优质同样也是一种常见的商业模式。这一模式是在一个充分竞争的行业内,通过高效的管理效率和独特的技术水平,大大降低生产成本,并通过卓越的品控能力,确保产品质量。低价优质模式经典的案例就是福特汽车。福特汽车对于管理学界的一项巨大贡献就是创造了流水线生产这样一种革命性生产方式。负责放螺栓的工人不用放螺母,负责放螺母的工人不用拧紧,通过将汽车生产制造流程分解为一条流水线作业,将生产步骤规范化,从而降低了对工人的技术要求,提升了工人对工序的熟练化程度,从而大幅度提高了生产效率,缩减了生产时间,降低了产品成本,以至于在当时一辆轿车均价在5000美元左右时,福特得以780美元的价格销售其T型车,这一型号的汽车一经推出就颠覆了整个汽车市场,从而取得井喷式的销量,获得巨大成功。

（三）垂直整合模式

一个产品从原料到成品最终到消费者手中需要经过一系列环节。垂直整合是指一个公司由原本负责其中一个阶段,开始涉足之前由其供货商负责的原料供应阶段,或公司开始涉足之前由其所生产原料制成的产品阶段的一种模式。三星集团以其垂直整合模式在全球顶尖科技制造公司中占据了重要一席。集团成立之初,其在电子产品行业的上下游均有一定的业务,1999年后,三星集团集中力量发展数字化产品,不断整合上下游业务,向上涉足核心电子零件,开发了存储器、半导体芯片、LCD屏幕等,向下开发数字电视、笔记本、显示器、手机等电子产品。除此之外,三星还积极将业务拓展到零售、售后等产业链。三星掌握了核心的处理器芯片技术、LCD技术等,又通过打通产业链,减少成本的同时提高了效率,从而提高了产品整体的竞争优势,经过不断发展,成为了一个商业帝国。

（四）连锁模式

连锁模式是指实行统一采购、配送、标识、营销策略和核算策略,通过规模化经营,从而保证品牌统一,为消费者带来物美价廉的产品或服务。连锁模式一般分为直营模式与加盟模式。直营模式通过统一管理、统一采购、统一标准,能够较好地保持产品或服务的品质,但对于资金和管理的要求较高,扩张速度和规模往往受限制较大。加盟模式能够实现快速发展,并且能通过加盟费为集团带来一定利润。虽然也采用统一标准、统一采购,但在管理方面不同企业的要求并不完全一致,战略选择也不尽相同。

对于中国消费者来说,经典的连锁模式企业就是肯德基和麦当劳。麦当劳兄弟在创业之初通过引入生产线的概念,将汉堡、薯条等食品的制作流程标准化;缩短服务速度,减少服务人员,将服务员点餐替换为窗口点餐;将菜单品种由 25 种减至 9 种,提升点餐速度;采用一次性餐具,减少清洁人力。随后,雷·克罗克从麦当劳兄弟手中获得了加盟代理授权,开始快速扩张。克罗克参与制定了加盟模式的制度,一是总部和加盟店利益捆绑,二是采取区域特许制度,一次只卖一个餐馆的特许权。这样的策略,保证了连锁企业推出的产品的高品质,从而在竞争市场中占据优势。随着中国经济的飞速发展,一大批餐饮企业采用连锁模式也实现了快速扩张,典型代表企业就有海底捞等。

(五)SPA 模式

SPA(specialty retailer of private label apparel,自有品牌专业零售商)模式,由美国服装公司 GAP 在 1986 年提出,是一种将商品从策划、制造到零售都整合起来的垂直型销售模式。SPA 模式主要定位于低价时尚,旨在以高性价比打造高品质的流行时尚,依靠强大的信息技术支持,通过高效的供应链管理,采用软件系统整合门店和总部,整合设计、生产和销售的全流程,从而实现快速的市场反应、低廉的产品价格和低水平的库存。

SPA 模式自 GAP 创立之后,引领了全球的服装品牌企业跟风,当前为人熟知的企业就有 ZARA、H&M、优衣库等。以优衣库为例,创始人通过超市卖场式的店铺设计,面向中产阶级销售低价优质的休闲服装。优衣库的 SPA 模式的优势主要表现在:一是坚持服装面料的不断创新,除自身研发如 AIRism、摇粒绒等面料,还与日本东丽公司携手合作,积极开发新式面料;二是具有独到的产品投放和库存管理,通过信息系统准确掌握生产和销售实时情况;三是对品质的严格管理,对比服装行业平均约为 3% 的次品率,优衣库的要求是控制在 0.3%。

(六)O2O 模式

O2O(online to offline,线上到线下),是指利用互联网线上链接信息的优势,将线下的商务机会与互联网结合,让互联网成为线下交易的平台。在当前移动互联网时代,基于位置的 LBS 本地服务,O2O 模式又有了新的发展。当前,O2O 模式几乎渗透衣食住行各方面,给我们的日常生活带来了深远的影响。O2O 模式是将信息流与人流有机结合,即通过线上信息流的沟通,最终实现线下实体店铺人流的聚合。

O2O 模式的经典案例包括大众点评、携程。大众点评的最初发展业务流程是:以上海为基地,搜罗上海各餐馆的信息,然后引导消费者在网上对餐馆的产品和服务评价;与其他企业搭建好平台,完善功能和用户体验;通过大量的线下推广活动,也就是"地推",安排员工每天对所负责的区域进行"拉网式"排查,将餐饮店铺信息登记到平台上,之后上门推销关键词排名、电子优惠券和团购套餐三项业务,同时每隔一定时间重新摸排店铺情况。通过不断重复,大众点评构建了一个信息准确、值得信赖的平台,吸引了越来越多的消费者使用并反馈,逐渐捧红了一些店铺,形成了良性互动,成效逐渐凸显。

（七）免费模式

免费是一种非常有吸引力的模式,可以说中国互联网商业的兴盛与免费模式密不可分。而免费模式根据其表现形式不同,又可以分为"免费＋广告"模式、"免费＋收费"模式以及免费增值服务模式。

1."免费＋广告"模式

"免费＋广告"模式,主要由产品或服务提供方、免费受众和广告主(第三方)构成。免费受众在享受免费内容的同时,也创造了一种价值,那就是关注度或者称之为流量。有了这种价值,企业就有了将流量通过广告变现的可能。当前国内采用这种商业模式的案例较为经典的有抖音、小红书等。

2."免费＋收费"模式

"免费＋收费"模式是指用户可以免费体验产品的部分或全部功能,再根据需要选择是否付费。这种模式对于产品或服务的品质要求高,同时需要较大的用户规模。"免费＋收费"模式需要采取合适的机制,推动免费用户转化为收费用户;既要保证对免费用户有足够的吸引力,同时也要推出更优质的产品或服务吸引收费用户心甘情愿付费。国内典型的案例有网易邮箱、百度云网盘等。

3.免费增值服务模式

免费增值服务模式主要是针对消费者提供一种基础的免费服务,再利用流量为用户提供其他互补的服务或增加部分付费的附加值功能来赚取费用。广为消费者所熟知的就是腾讯推出免费 QQ,通过游戏、QQ 秀等多种模式实现增值。

（八）电子商务模式

电子商务模式是指在网络环境和大数据环境中基于一定技术基础的商务运作方式和盈利模式,包含 B2B(business to business)、B2C(business to consumer)和 C2C(consumer to consumer/customer to customer)等不同的模式,以及随着现代商业创新发展出的新型的B2Q(business to business and ensure the quality)模式、BOB(business operator business)模式等。电子商务模式往往由平台公司构建一个电商平台并持续运营,将买家和卖家通过平台联系起来,实现商品的销售,而平台公司通过向卖家提供广告或增值服务赚取利润。以亚马逊、阿里巴巴为代表的电商企业为全世界的消费者所熟知,这些电商平台为企业或消费者提供了相对便利的渠道,构建了一种广泛的公平的商业基础设施。随着时间的推移,当前电商平台的竞争已逐渐从规模竞争转向体验竞争,因此,近年来以京东为代表的 B2C 平台增长迅速,也为消费者带来更多的选择。

第二节　商业模式设计

课程目标

1. 熟悉商业模式的设计流程。
2. 了解商业模式的分析工具。

课程导入

小明是一名护理专业刚刚升入大四的学生,在经过课内理论学习以及课外实践后,他对护理行业的患者需求以及市场痛点有了一些自己的思考。对于自己的设想,他打算将之具象化,即自己创业。但是,对于如何实现自己的创业项目,市场是否认可他的产品或服务,他不太确定。

请思考:

如果你是小明,你如何设计项目的商业模式?

一、商业模式分析

当今世界,随着科技的发展,日常的商业环境每天都可能在发生着快速的变化,各种商业模式创新也在不断地涌现。系统性理解、设计或实施一个全新的商业模式,或是分析或更新旧的商业模式,需要掌握一定的分析工具。目前业界使用较多的工具主要有亚历山大·奥斯特瓦德和尹夫·皮尼厄提出的商业模式画布,以及魏炜和朱武祥提出的魏朱六要素商业模式模型。

（一）商业模式画布

商业模式画布(business model canvas,BMC)是由亚历山大·奥斯特瓦德和尹夫·皮尼厄提出的一种分析工具,旨在用一种统一的语言,直观地描述、评估并改变一种商业模式。商业模式画布主要由9个元素组成,即客户细分(CS)、价值主张(VP)、渠道通路(CH)、客户关系(CR)、收入来源(R＄)、核心资源(KR)、关键业务(KA)、重要合作(KP)和成本结构(C＄),将以上9个元素以一定的逻辑结合就形成了商业模式的"画布"。

（二）魏朱六要素

北京大学汇丰商学院的魏炜教授与清华大学的朱武祥教授认为,商业模式的本质是利益相关者的交易结构,因此他们提出了包括定位、业务系统、关键资源能力、盈利模式、现金流结构和企业价值在内的商业模式六要素。这六要素互相影响,形成完整的商业模式体系。

二、商业模式设计

（一）商业模式设计方法

商业模式设计方法在国内目前还处于起步阶段,不同学者对于商业模式的设计有着不同的理解。企业界当前开展的具体实践不断快速发展,学者对于商业模式创新的跟进还存在一定滞后性。本书采用纪慧生、陆强、王红卫(2010)的研究观点,建议可通过参考法、相关分析法、关键要素法、价值创新法等方法进行探索尝试。

1. 参照法

参照法是指以国内外企业的商业模式作为参照,依据企业自身的环境、战略、技术、规模等相关商业权变因素调整,决定企业商业模式设计的方向。采用此法进行设计时,需要根据企业自身实际的情况不断调整和改进,才能创新性地探索出符合本企业的商业模式。

2. 相关分析法

相关分析法是指在分析某个要素或任务时,将与该要素或任务相关的其他要素或任务进行比较,分析两者的相互关系或相关程度的一种分析方法。相关分析法需要根据影响企业商业模式的各种权变因素,采用有关商业模式设计的通用理论,通过影响因素与商业模式——对应的方式来设计企业的商业模式。

3. 关键要素法

关键要素法是以关键要素为参照来确定商业模式设计的方法。商业模式中往往存在着多个影响设计目标实现的变量,在这些变量中,只有若干个是关键的和主要的,即所谓的成功变量。通过对关键成功要素的识别,找出实现目标所需的关键要素集合,从而确定商业模式设计的优先次序。采用关键要素法首先要确定商业模式设计的目标;其次要识别全部的关键要素,分析影响商业模式的各种要素及其子要素;然后确定设计中不同环节的关键要素;之后再分析各关键要素的性能指标和评估标准;最后制定出商业模式的实施计划。

4. 价值创新法

价值创新法是指对从未出现过的商业模式进行设计,这种方法需要实现突破性的创新,即依据价值要素的构建、组合等方式创建出一种新的商业模式。

(二)商业模式设计流程

商业模式的设计流程可以分为 5 个阶段,即动员、分析、设计、执行和完善。

1. 动员

动员是为设计商业模式提前预热,做好准备工作。在动员阶段,需要商讨、敲定项目目标,理清初步的商业创意,做好项目规划,组建设计团队。

2. 分析

分析是指研究和明确商业模式设计所需要的要素。在分析阶段,需要对企业所在环境进行细致了解,研究潜在客户,与行业专家进行充分交流,研究相关业界案例,并收集各方的意见和观点。

3. 设计

设计是指结合市场反馈,调整和修改商业模式。在这一阶段,需要与企业内部不同部门的员工一起开展"头脑风暴",设计模型,并进行多次推演,最终选择其中一种模式。

4. 执行

执行是指在实地实施商业模式原型。在执行阶段,需要充分与各方交流,积极动员各方参与,并通过不断地实施,发现实际运行过程中可能出现的问题。同时,此阶段也要评估整体结构并考虑执行中存在的风险,不断通过调整结构避免风险的发生。

5.完善

完善是指搜集市场反馈,持续性调整和优化商业模式。

需要注意的是,商业模式的创新与改造不是一蹴而就的,往往需要经历至少一个或一个以上的往复过程,因此在设计过程中要不断搜集信息,持续改进。

第三节 创业融资简介

课 程 目标

1. 掌握常规的融资流程。
2. 了解什么是融资。

课 程 导入

> 小明是一名护理专业的即将毕业的学生,在校期间他积极参与创业项目的开发,积累了一定的基础,对于自己的创业项目,他打算在毕业后继续运营。但对于一个初出茅庐的大学生,他的创业资金离项目所需还有较大的缺口,因此,小明考虑通过融资的方式解决创业资金短缺的困难。
>
> **请思考:**
> 如果你是小明,你如何为自己的创业项目融资?

一、融资体系

(一)融资概述

1. **融资定义**

融资即资金的融通,分为狭义与广义两种。狭义的融资是指资金的融入,也就是通常所说的资金来源,具体是指通过一定的渠道,采用一定的方法,通过付出一定的经济利益为代价,从资金持有者手中筹集资金,满足资金使用者的资金供应,保障资金使用者在经济活动中对资金需要的一种经济行为。而广义的融资,不仅包括资金的融入,还包括资金的运用,即包括狭义融资和投资两个方面。

从融资主体角度,创业融资方式可分为三个层次。第一层次是外源融资和内源融资;第二层次是直接融资和间接融资;第三层次为对直接融资和间接融资进一步的细分。

2. 融资结构

融资结构是指企业在取得资金来源时,通过不同渠道筹措的资金的相互搭配关系或各类资金所占的比例关系。进一步来说,融资结构是指企业全部的资金来源项目之间的比例关系,即自有资金权益资本及借入资金负债的构成趋势,主要包括短期负债、长期负债和所有者权益等项目之间的比例关系。

企业的融资结构不仅指明了企业资产的产权归属和债务保证程度,并且预示了企业融资风险的大小。通常来说,流动性大的负债所占比重越大,其偿债风险越大;反之,则偿债风险越小。从本质来看,融资结构可以说是企业融资行为的结果。

3. 融资成本

融资成本是指取得和占用资金的代价。在不考虑融资费、所得税等情况下,从资金使用者角度看,它是融资者为获得资金所必须支付的最低花费;从资金所有者角度看,它是资金所有者提供资金时要求补偿的最低收益。

4. 融资风险

融资风险是指企业使用债务因资本收益率和借款未知而产生利益损失的可能性。严格地说,它是因企业使用债务而产生的由股东或企业资本投入者承担的附加风险。在现实操作层面,这一附加风险包含两个层次:一是企业可能丧失偿债能力的风险;二是由于借债而可能导致企业股东的利益遭受损失的风险。

(二)创业融资

创业融资是指创业者为了生存和发展的需要,筹集资金和运用资金的一系列活动。

1. 创业融资来源

创业融资的资金一般主要来自自筹、直接融资、间接融资以及政府扶持资金四个渠道。

自筹资金涵盖的范围较广泛,主要包括创业者或合伙人、股东自有资金;向亲友借用资金;个人投资资金,即天使资金;创业投资资金;企业经营性融资资金,包括客户预付款和向供应商的分期付款等;企业间的信用贷款;中小企业间的互助机构的贷款;社会性基金,如保险基金、养老基金等的贷款等。

直接融资指的是以债券和股票的形式公开向社会筹集资金,一般只有公司制中小企业才有权使用,并且该企业的债券和股票只能以柜台交易方式发行,只有极少数符合严格条件的企业才能获得公开上市的机会,或进入"创业板"进行融资活动。

间接融资主要指通过短期和中长期贷款获取资金。贷款方式即金融产品,主要有抵押贷款、担保贷款和信用贷款等类别。

政府扶持资金主要包括税收优惠、财政补贴、贷款援助、创业资本和开辟直接融资渠道。税收优惠是最直接的资金援助方式,有利于资金的积累和成长,包括降低税率、税收减免、提高税收起征点和提高固定资产折旧率。财政补贴是政府为促进中小企业在国民经济及社会的某些方面(如吸纳就业、推动中小企业科技进步和鼓励中小企业出口等)充分发挥作用而给予的财政援助,包括就业补贴、研究与开发补贴和出口补贴。贷款援助包括贷款担保、贴息贷款、政府优惠贷款等。而创业资本是一种专项鼓励创业投资的基金。

2. 创业融资模式

创业融资模式是指创业企业在筹措资金时对于不同融资渠道、融资方式和融资条件的选择偏好和倾向,也就是不同融资方式的组合。创业企业的融资模式取决于其自身的融资能力、资金需求状况和融资的外部环境等约束因素。对于不同类型和不同发展阶段的企业来说,在融资过程中应选择适宜于自身的融资渠道和金融工具,由此而形成相对固定的融资方式,即融资模式。一种创业融资模式往往是以某一种或几种融资方式为主、其他融资方式为辅,形成多种融资方式相互配合、共同起作用的融资体系。

二、融资流程

(一)科学评估创业项目

随着社会的不断发展,高科技、高成长、高风险等新经济的主体企业不断受到投资机构的关注。这些金融机构、风投机构为创业者提供融资资金时,重点考虑的是创业项目是否具有高回报、高成长、高含金量等特点,因此创业者应该根据项目的实际情况,多角度参考创业成功企业的评估模式,准确选择适合自身创业项目的评估方法,以确定创业项目本身的可行性和盈利能力,从而避免因评估方法的不当,造成项目预期价值出现偏差,导致创业项目融资失败。大学生创业者不应过于关注眼前利益,要着眼于长远规划,科学合理地评估创业项目的价值,避免因前期评估错误导致项目后续无法推进。

目前,大学生创业有行业门槛不高、资金来源以自筹资金为主、项目运营管理结构较为单一等特点,较难使用常用的层次分析法、主成分分析法等方法进行评估。有兴趣的同学,可参考陈景岭《大学生创业项目流程式评估:指标与方法》一书,书中按照投资项目的评估流程,确立了大学生创业项目的评估指标体系和方法,可为有创业意愿的学生提供借鉴。

（二）理性选择融资渠道

很多初创业者在有创业的想法或创业项目之后,没有根据自身实际情况进行综合考虑和科学分析,盲目选择融资渠道,导致融资成本增加且融资效率低下,难以保障对创业项目的持续投资。因此,如何科学理性地选择现有的融资渠道,成为所有创业者都需要面对的一个难题。

对于融资渠道的选择,建议可参考以下原则:一是将现有的融资渠道进行分类,主要是分为内部融资、外部融资两个方面。内部融资主要是将自己所能掌握的资金用于创业,例如自有存款、亲情融资（向家人、朋友借钱）、参加创业大赛赢取奖励资金。外部融资主要借助外部力量、金融机构进行股权融资和债务融资,例如合伙人出资、天使投资、银行贷款等。二是多方面评估自身实力,例如家庭条件、自有储蓄、人际关系、个人信用额度、创新意识等,逐项比较分析自身优劣之处,进行综合考虑。三是充分评估融资后对资金的偿还能力。如果在创业初期就已有明确的资金投入、使用及偿还计划,可重点选择外部融资;反之,则需要谨慎取舍。四是评估融资渠道的便利性以及自身的创新性,以便较好地区分内部、外部融资,进一步明确选择具体的融资渠道。五是充分考虑选择独自创业还是团队创业。选择团队创业需要进一步重点考虑创业团队的商业资源,这对于项目的可持续发展具有重要作用。

总体来说,融资渠道的选择在实践操作中并没有一个明确的标准,创业者在融资渠道的选择上应该是多元化的,应根据自身的实际情况,选择多种融资渠道并存的方式,尽量避免选择单一的融资渠道。

（三）合理利用融资资金

1. 创业萌芽时期

萌芽时期往往是资金使用最迫切的时期,对于创业者来说,每天都会因为每个环节所需要的资金而花费大量时间、精力来协调。这一阶段也是创业企业运营最关键的时期,如果在这个时候出现资金断流,对于初创公司来说意味着企业很难继续运营下去。很多初创公司就因为资金链断裂,导致产品无法正常研发,推广无法正常投入,最终影响整个公司的正常运转,还未盈利就已倒下。

所以,在创业萌芽阶段,创业者可咨询学校创新创业指导中心或相关咨询公司,对资金使用等方面进行科学规划,保证每一笔资金都用在最需要的地方,也就是所谓的"好钢用在刀刃上",而不是在每个环节都投入大量资金。同时,创业者要尽可能争取在这个阶段获得融资,充分满足公司的资金需求,从而保证初创公司度过由创立到盈利的艰难阶段。

2.创业起步时期

在度过了萌芽期之后,公司就进入起步期的发展阶段,开始要参与到市场竞争中,而公司发展的矛盾也将由缺资金转化为盈利能力。在这一阶段,公司应具备准确判断的能力,投资一些能够较短时间内变现的领域,适当放缓在长期项目上的资金投入。只有公司存活下来,才有进一步发展的可能。有很多公司好高骛远,在这个时期启动一些长期项目,可未等项目最终落地就被竞争对手淘汰,成为后人研究的失败案例。

3.创业发展时期

在度过萌芽期的艰难和起步期的平稳发展之后,公司的雏形逐渐形成,公司的基础产品也会初步得到打造。进入发展期后,公司就可以开始做一些长期的规划。在这一阶段,大部分公司最稀缺的资源是用户和流量,所以,处于发展期的公司应将主要精力投入到新用户的开发上,积极扩大自身的市场占有率,即使推广和获得客户的成本较高也要协调资金保障效果,只有这样最终才会给公司带来高回报。

第五章　撰写创新创业计划

▶ 第一节　创新创业项目计划书的基本框架

课程目标

1. 掌握创新创业项目计划书的基本框架。
2. 熟悉撰写创新创业项目计划书的技巧。
3. 了解创新创业项目计划书的作用。

课程导入

小明已设计了一款保障独居的空巢老人安全的 App，正在申请专利。为帮助其更好地创业，指导老师要求他撰写一份创新创业项目计划书。

请思考：

1. 撰写创新创业项目计划书的作用是什么？
2. 创新创业项目计划书应该包括哪些内容？

一、创新创业项目计划书的作用

创新创业项目计划书是创业者在创新创业初期准备的一份书面计划，主要用于向投资方和创业投资者说明产品或项目未来发展战略与实施计划，展示自己实现战略和为投资者带来回报的能力，从而取得投资方或创业投资者的支持。它是引领创新创业的纲领性文件,是创新创业者具体行动的指南。美国硅谷著名的创业和风险投资家盖伊·卡维萨基曾说过:"一旦他们将商业计划写到纸上,那些希望改变世界的天真想法就会变得实实在在且冲突不断。因此,文件本身的重要性远不如形成这个文件的过程。即使你并不试图以它来筹资,你也应当准备一份创业计划书。"创新创业项目计划书的作用体现在以下几个方面。

1.明确创新创业的方向和目标

创业者将自己的创意以创业计划书的形式表现出来,可以冷静地分析自己的创新创业理想是否切实可行,清醒地认识自己的创业机会,明确自己的方向和目标,进而规划创业蓝图。

作为一个酝酿中的项目,一开始往往很模糊,创业者应该以认真的态度提出一个初步的行动计划,详尽地分析自己所拥有的资源、市场存在的机会和风险、初步的竞争策略等,做到心中有数,然后逐条推敲,制订一份完整的创新创业项目计划书。制订、修改和完善项目计划书的过程,也是创业者对项目有更加清晰的认识、理清创业思路的过程。

2.周密安排创新创业活动

制订创新创业计划,可以使创业者对产品开发、市场拓展、投资回报等一些重大的战略决策进行全面的思考,并在此基础上制订翔实的运营计划,周密安排创新创业活动,为有效的日常管理提供科学依据。

3.寻求外部资源支持

完善的创新创业计划书不但可以使他人了解创业项目及创业构想,有利于创业者寻求外部资源的支持,有利于创业者与供应商、经销商等中介机构进行沟通,取得他们的信任和支持,为公司的发展创造良好的外部环境;而且创新创业计划书是创业者融资的基础,创业者可以借助创业计划书说服他人合资、入股,甚至可以募集一笔创新创业基金。

二、创新创业项目计划书的基本框架

创新创业项目计划书主要是为了向创业团队、投资者、管理部门介绍公司到底要做什么,准备怎么做,为什么自己能够做好的问题。由于创新创业计划书种类不同、内容也有所不同,因此,创业计划书并不需要千篇一律,但一份完整的创新创业项目计划书的基本框架通常包括标题、目录、正文和附录四部分。

(一)标题

标题明确了创新创业项目名称,体现了项目的经营范围。标题一般在封面以醒目的字体专门标示出来,如《××创业项目计划书》。封面总体风格简洁大方,线条美观流畅,公司/单位名称、负责人姓名、联系方式等文本要清晰且易辨认。

（二）目录

目录是正文内容的纲要,应按照章节顺序逐一排列每章大标题、每节小标题以及章节对应的页码,要注意确认目录页码同内容的一致性。目录通常不超过3页。

（三）正文

正文(综述)是创新创业项目计划书的主要内容,包括摘要、主体和结论三部分。

1.摘要

摘要既是项目计划书的引文,可引起读者的阅读兴趣;又是创业计划书的总纲,是对整个创业计划的概括,起到提纲挈领的作用,用最简练的语言将计划书的核心、要点、特色展现出来。摘要是对整个创业计划书做出的精华式的总结,所以通常在计划书的主体完成后撰写,要求语意精益求精、语句清晰流畅、语言富有感染力。

2.主体

主体是对摘要具体展开讲解。为了让读者一目了然,主体一般采取章节式、标题式逐一描述,具体包括公司简介、产品(服务)介绍、市场分析、组织结构、营销策略、生产计划、财务分析和风险分析等方面,要求既有丰富的数据资料,使人信服,又要突出重点、实事求是。

1)公司简介

创业计划书的主体部分是从公司介绍开始的,应重点介绍公司的与众不同之处。公司介绍要全面而简明扼要地分析创业设想、发展趋势、目前状况,让投资者能充分了解公司的社会地位及发展沿革,特别是公司的核心竞争力和优势。公司介绍主要从以下几个方面进行描述。

(1)公司基本情况:包括公司组织形式、公司名称、公司地址等。

公司组织形式:新创公司注册前,要确定公司的组织形式。我国法律规定,可注册的公司组织形式常见的有个体工商户、个人独资公司、合伙公司和有限责任公司等。

公司名称:一个响亮的公司名称可以给投资者留下深刻的印象,能提高产品的知名度与竞争力,如"可口可乐""家乐福""盒马鲜生""上好佳"等。

公司地址:创业公司的地址就像战场上的阵地,有利地形可以减少投资成本,加快建设速度,还可以降低公司生产经营费用、产品质量成本。一般来说,公司选址需要考虑政治因素、经济因素、技术因素、社会因素和自然因素。

（2）公司愿景和公司宗旨：公司愿景是指公司成员普遍接受和认同的公司长远目标，是组织的理想与愿望。公司宗旨是关于公司存在的目的或对社会发展的某一方面应做出的贡献的陈述，有时也称为公司使命，公司的责任与义务。公司宗旨是建立在公司愿景的基础之上的，它往往被认为是对公司生存的一种肯定。此外，在公司介绍部分还要对公司发展历史、经营现状、发展规划进行介绍。

2）产品（服务）介绍

产品（服务）介绍是创新创业计划书中必不可少的一项内容。投资者关注的焦点是公司提供什么产品（服务）及产品（服务）的价值如何，因此，创业者应该详尽地描述产品（服务）项目，特别是产品（服务）的技术特点，说明要准确、通俗易懂。通常产品介绍要附上产品原型、照片或其他介绍，不一定要介绍太多的技术原理，应重点讲述以下内容：产品的概念、性能及特性；产品的市场竞争力；产品的研究和开发过程；发展新产品的计划和成本分析；产品的市场前景预测；产品的品牌和专利等。

一般来讲，基于医学或护理背景的项目计划书对产品（服务）的介绍应该要回答以下问题：患者希望产品（服务）能解决什么问题？患者及家属能从公司的产品（服务）中获得什么好处？公司的产品（服务）与目前市场上的竞争对手的产品（服务）相比有哪些优缺点？患者及家属为什么会选择本公司的产品（服务）？公司为自己的产品（服务）采取了哪些保护措施？公司拥有哪些专利？公司采用何种方式去改进产品（服务）的质量、性能？公司对发展新产品（服务）有哪些规划？该产品（服务）如何拥有稳定的目标人群（患者及家属）？目标人群（患者及家属）一旦缺失，公司该如何应对？

3）市场分析

市场分析是创新创业计划书正文的一个重要部分。创业项目在市场上的竞争力是投资者最看重的部分。这一部分应包括以下内容：市场状况、变化趋势及潜力、竞争厂商概览、本公司产品（服务）的市场定位、市场细分和特征、目标顾客和目标市场等。

当公司要开发一种新产品（服务）或向新的市场拓展时，首先需要进行市场预测。如果预测的结果并不乐观或者预测的可信度让人怀疑，那么投资者要承担更大的风险，这对多数投资者来说是不可接受的。

市场预测首先要对需求进行预测：市场是否存在对这种产品（服务）的需求？需求程度是否可以给公司带来预期收益？新的市场规模有多大？需求发展的未来趋势及其状态如何？影响需求的因素有哪些？

其次，市场预测还要包括对市场竞争的情况以及公司所面对的竞争格局进行分析：市场中主要的竞争者有哪些？是否存在有利于本公司产品（服务）的市场空当？本公司预计的市场占有率是多少？本公司进入市场会引起竞争者怎样的反应，这些反应对公司会有什么影响？

4）组织结构

所有的创业资源中，人是最宝贵的资源。创业者和创业团队组织结构是否合理、能力是否强大，是决定创业成功与否的重要保证。人员及组织结构的介绍应包括：介绍主要管理人员的经历和背景，包括其所具有的能力、在本公司中的职务和责任、过去的详细经历、文化层次、道德素养及综合素质等；对公司组织结构的简单介绍，包括公司的组织结构图、各部门的功能与责任、各部门的负责人及主要成员等。

公司管理的好坏直接决定了公司经营风险的大小，而高素质的管理人员和良好的组织结构则是管理好公司的重要保证。公司的管理人员应该是互补型的。一个公司必须要具备负责产品设计与开发、市场营销、生产作业管理、财务等方面的专门人才。

5）营销策略

营销策略的核心是为完成产品（服务）在市场上的销售而进行的一系列营销策划工作。营销是公司经营中最富有挑战性的环节，影响营销策略的主要因素有：消费者的特点、产品的特性、公司自身的状况、市场环境方面的因素。投资者可以从营销策略中看到公司进入市场的能力。营销策略主要包括以下几个方面的内容。

（1）总体营销策略：是为销售公司的产品（服务）所采用的总体方法，为营销的相关活动奠定基础。每一个公司在制订销售计划、开展销售活动时都会受到资源的限制，因此，一个良好的总体营销指导思想和操作方法，可以使公司在资源的使用上更有目的性和连贯性。总体营销策略内容包括：营销机构及人员配置；公司的定位策略和差异化点；市场开拓计划；销售程序、销售预测；市场营销中处理应急情况的对策。

（2）定价策略：公司可以采用的定价策略有竞争定价法、心理定价法、成本定价法等，分别适用于不同的产品（服务）及不同的市场竞争状况。

成本定价法：这是一种很实用的定价方法，但需要对公司成本进行精确计算，在此基础上加上预期利润就可以确定销售价格。

竞争定价法：创业者进入的是现有市场，创业者要从同业竞争者的价格考虑，价格水平应大体相当，高定价会失去市场份额和消费者。如果创业者的产品（服务）具备特殊技能、功能等方面的优势，能吸引消费者，则可采用高于竞争对手的价格。

心理定价法：根据消费者购买商品的心理动机来制定价格（如尾数定价法，9、99），使消费者产生错觉，引发购买欲望。

（3）销售渠道开拓：销售渠道是公司的产品能够到达消费者手中的有效渠道，是进行产品市场开拓时必须要认真解决的问题。创业者不论是自建销售渠道，还是与经销商或代理商合作，都必须在营销策略中充分地反映出来。

对创业公司来说,由于产品和公司的知名度低,很难进入其他公司已经稳定的销售渠道中,因此,公司不得不暂时采取高成本低收益的营销战略,如上门推销、大打商品广告、向批发商和零售商让利或网络营销等方法来拓宽销售渠道。

(4)促销策略:刚刚起步的公司有必要靠促销来打开产品市场。比较有效的促销手段包括试用、赠送、折扣、礼品捆绑、有奖销售等。

6)生产计划

生产计划是公司成本中重要的组成部分,旨在使投资者了解产品的生产经营状况。主要内容包括:①生产制造所需的厂房、设备情况。②产品制造和技术设备的现状。③生产流程及关键环节介绍。④新产品投产计划。⑤生产经营成本分析。⑥质量控制和改进计划及能力。

7)财务分析

财务分析是创业计划书中非常重要的部分,好的财务分析能够增强风险公司的评估价值,提高公司获取资金的可能性。财务分析一般包括以下内容。

(1)历史经营状况数据:如果是初创公司,历史财务部分可以省略。

(2)未来财务整体规划:是在分析公司生产经营状况的基础上,着重对未来 3~5 年的财务状况进行预测分析,并将预测依据、预测方法、预测结果在财务规划中反映出来,增加财务预测的可信度,让投资者了解未来的财务规划的客观性、合理性。要做好财务规划,创业者必须列出以下方面:①单件产品的生产成本是多少?利润多大?②产品定价是多少?在固定时间段内产品的发出量有多少?③雇用哪些人生产、加工、销售产品?工资预算多少?

8)风险分析

风险分析是创业计划书的必要组成部分,因为任何投资都存在风险,作为投资者会要求创业者尽可能地陈述清楚公司可能面临的风险。风险分析主要包括:①公司自身各方面的限制,如资源限制、管理经验的限制和生产条件的限制等。②创业者自身的不足,包括技术上、经验上或者管理能力上的欠缺等。③市场的不确定性,技术产品开发的不确定性,财务收益的不确定性。针对公司存在的每一种风险,公司要有风险控制与防范的对策或措施。

对于公司可能面临的风险,融资者最好采取客观、实事求是的态度,不能因为其产生的可能性小而忽略不计,也不能为了增加获得投资的机会而故意缩小、隐瞒风险因素,而应该对公司可能面临的各种风险都认真地加以分析,并针对每一种可能发生的风险做出相应的防范措施,这样才能取得投资者的信任,也有利于引入投资后双方的合作。

3.结论

结论是对整个创新创业计划书正文内容的总结,它和摘要首尾呼应,体现了文本的完整性。

(四)附录

附录是对主体部分的补充,对于提高创新创业计划书的质量有着重要的作用。受篇幅限制不宜在主体部分过多描述的,或不能在一个层面详细展示的,或需要提供参考资料、数据的内容,一般放在附录部分,以供参考。

附录包括:①公司营业执照;②审计报告;③相关数据统计图表;④财务报表;⑤新产品鉴定;⑥商业信函、合同文本等;⑦相关荣誉证书;⑧相关法规;⑨供应商、顾客来信评价等。

三、创新创业计划书的撰写方法

(一)创新创业计划书撰写原则

1.简明扼要

撰写创新创业计划书的目的是获得投资,或是向合作者展示公司的发展思路,因此,在表达时要开门见山地切入主题,用真实、简洁的语言描述创业想法,不要过多赘述与主题无关的内容。

2.层次清晰

编制创新创业计划书最好的方法是将计划书分成几个层次,每个层次都有明确描述的主题,一些详细的计算过程或分析步骤可以放在计划书的附录中,这样可以让投资者尽快掌握创业计划书的基本要点,了解支持创业主题成立的要素。

3.客观公正

创新创业计划书应实事求是,要体现项目的真实情况,包括公司可能面临的风险。创业者一定要从客观实际出发,明确指出公司的市场机会、竞争威胁、潜在风险,而不是用夸张的措辞来炫耀市场是多么的巨大。尤其是计划书中出现的数据、案例,要客观、实际,并尽量以具体资料为依据,切勿主观臆造。

4.资料翔实

如果没有详细的第一手材料,创业者很难在制订计划时做到有理有据,打动投资者。

写计划书前应充分地进行资料准备,包括市场调查报告、财务数据分析、具体运营案例、行业基本情况等。前期的资料准备得越完整,越能做到有的放矢、胸有成竹。

(二)创业计划书撰写技巧

1. 精炼摘要

(1)摘要部分一般放在最后完成:在动笔写摘要之前,创业者要先完成整个创业计划书的主体部分,然后在反复阅读主体部分的基础上,提炼出整个计划书的精华,再开始动笔撰写。

(2)撰写摘要一定要精炼:开门见山且有吸引力,可以使投资者立即抓住重点。创业者要针对实际情况仔细思考每一点,哪些是最重要的、哪些是需要强调的、哪些是无关紧要的、哪些是可以略去的等。如果针对特殊情况要强调某一点时,也可以多做描述。总之,每一点用几个简单、清晰、明确的句子即可。

(3)摘要要有针对性:在撰写摘要时,创业者要明确摘要的目标读者。不同的投资者有不同的兴趣和不同的背景,他们看创新创业计划书的侧重点不同。由于一项投资通常要由几个人或几个部门共同做决定,所以在撰写摘要之前要先对投资者进行一番调查研究,突出投资者最感兴趣的方面,对不同的投资者要突出不同的方面。

2. 关注产品(服务)

突出产品(服务)的独特性,用有吸引力的语言解释为什么自己的产品(服务)创意是最棒的。在创业计划书中,应提供所有与公司的产品(服务)有关的细节,包括:产品(服务)正处于什么发展阶段?它的独特性怎样?谁会使用公司的产品(服务),为什么会使用?产品的生产成本是多少,售价是多少?制订创业计划书要有足够的论据使投资者相信公司的产品(服务)会产生革命性的影响。

3. 敢于竞争

创业者一定会有竞争对手,至少是与其目标客户之前使用的产品(服务)提供商在竞争,因此,创业者必须明白自己真正的竞争优势是什么,然后用正面的、积极的词语来描述公司的目标和竞争优势。在创业计划书中,创业者应细致分析竞争对手的情况:竞争对手是谁?他们的产品(服务)是如何工作的?竞争对手的产品(服务)与本公司的产品(服务)相比,有哪些相同点和不同点?竞争对手所采用的营销策略是什么?要明确每个竞争对手的销售额、毛利润、收入以及市场份额,然后再讨论本公司相对于每个竞争所具有的竞争优势。创业计划书要使投资者相信,本产品(服务)不仅是行业中的有力竞争者,而且将来还会是确定行业标准的领先者。

4.了解市场

创业计划书要向投资者提供公司对目标市场的深入分析和理解。要细致分析经济、地理、职业、心理等因素对顾客选择、购买本公司产品(服务)这一行为的影响,以及各个因素所起的作用。本公司产品(服务)最好是能在一个环境良好并能有一定增长的市场中占有较大的份额,而不是在一个超大的成熟市场中占有过小的份额。

5.展示管理队伍

在创业计划书中,应首先描述整个管理队伍及其职责,然而再分别介绍每位管理人员的特殊才能、特点和造诣,细致描述每个管理者将对公司所做的贡献。通过展示创业者和核心管理团队的背景及成就,让投资者明白创业团队为什么有获得成功的独特资质。创业计划书不要只是简单地把每个团队成员的简历攒在一起,而是应该解释每个团队成员的背景为何有利于公司发展以及成员之间如何互补。

第二节　创新创业大赛的路演及技巧

课 程 目标

1. 掌握路演的技巧。
2. 熟悉路演的流程。
3. 了解路演的含义。

课 程 导入

小明的创新创业项目通过了创新创业大赛的初赛,准备参加市级大学生"互联网+"创新创业大赛,主办方通知他准备路演。

请思考:

1. 何谓路演?
2. 如何进行精彩的路演?

路演是创业者将自己的创业项目、产品、未来发展计划、发展前景等,向投资者、消费者进行讲演,从而达到融资、推广产品的目的。成功的路演,是将创业计划付诸实践的一个前提,更是让投资者、消费者了解项目的一个很好的机会。

一、路演的含义

路演译自英文 Roadshow,发端于美国,原为证券发行推广方式,是股票承销商帮助发行人安排的调研活动以及向投资者的推介活动。路演通过现场展示,引起投资人和消费者的关注,不但起到了宣传的作用,让投资者和消费者清晰地了解公司和产品,而且有助于提升公司的知名度,提高产品的销量,树立品牌,使公司获得更多收益,未来能够平稳快速地发展,从而获得更多融资。路演的常见形式为商业性路演和校园活动路演。创业(项目)路演是一种商业性质路演活动,即公司或创业代表在台上向投资方讲解项目属性、产品、发展计划和融资计划,争取获得融资的过程。

二、路演的目标

路演的目标是让投资人、消费者了解公司的未来,了解产品的特性,让投资人和消费者看到产品(项目)的优势,让公司获得更好的发展。在路演的时候要把这些内容清晰地表达出来。想要达成路演的目标,需着重关注以下几点:①从投资者/消费者的角度出发,了解投资者/消费者的需求。②直入主题,抛出投资者/消费者想要听的内容。③关注投资者/消费者的利益,创业者的路演要建立在投资者/消费者利益的基础上展开,只有先实现投资者/消费者的目标,创业者的目标才能实现。只有明确路演的目标,准确出击,才能获得成功。

三、重视路演方式

投资者会在创业者演讲过程中通过观察到的非语言行为来判断该项目是否值得投资,因此,创业者应重视路演方式,挑选核心团队中善于演讲的人,以其肢体语言和调动现场氛围的能力吸引投资者。有研究发现,从路演方式来看,对投资者评价起最重要作用的依次是路演内容完备度、展示吸引力、表达可信度和体态丰富度。

1. 内容完备度

内容完备度是指创业者在路演过程中表现出来的内容的完备性。对投资人而言,创业者的内容准备情况是最重要的,投资人通过感受内容是否有充分的研究依据、是否展示成熟完整的项目方案、团队是否对项目有深刻理解,以此对项目进行评估并给出投资的可能性。

2.展示吸引力

展示吸引力是指演示文稿对观众的吸引程度。PPT作为项目内容的可视化呈现方式,能够结构性地展示项目,是投资者/消费者直接了解、感受项目的重要媒介,借力于一份可充分呈现内容的PPT,该创业项目将吸睛无数。制作PPT切忌简单的罗列文字,应利用视觉元素丰富版面:①使用视觉元素能够引起互动交流,利用图片可以唤起观众强烈的兴趣,引发思考。②利用微视频、真实图片讲故事。③利用视觉元素制造悬念,引发观众好奇。在制作PPT的时候应学会根据自己的目标选择视觉元素,使PPT看起来更生动、丰富。

3.表达可信度和体态丰富度

表达可信度指创业者表现出来的诚恳程度,投资者能够从路演者形象看出、从语言中听出他的可信度。体态丰富度指创业者在路演过程中,其非语言行为表达出来的激情。表达可信度和体态丰富度也影响着投资人对项目的评价。

四、路演的实施流程

路演的实施流程主要分为三个阶段:准备阶段、实施阶段和反馈阶段。这三个阶段相辅相成、相互影响,是成功路演必不可少的组成部分。

(一)准备阶段

1.明确路演对象

面对不同身份的人,路演内容应该有不同的侧重点。准备进行路演,第一步就要明确路演对象,创业者可以通过走访、观看以往案例等方式了解路演对象的身份、性格、偏好等。如果路演对象是投资人,那么就应该重点讲解投资人关注的项目的未来发展、项目优势等;如果路演对象是消费者,那么路演内容则应侧重产品的优势、独特之处。只有明确路演对象,路演内容才能精准定位、准确表达。

2.明确路演目标

明确路演目标,才能做到知己知彼,才能使自己的准备有方向。路演所做的所有工作都是为这个目标而努力,因此,明确路演目标是路演成功的关键。明确路演的目标,不但要了解路演对象的特点,更要正确把握自己项目及产品的特性,明确公司及项目未来的发展方向。

3. 制订路演计划

根据路演对象的特点和路演目标,制订详细的路演计划,包括路演 PPT、路演计划书等。PPT 的制作是制订路演计划的一个重要环节。

4. 模拟路演现场

为了保证路演能够顺利实施,在正式路演之前,应该组织进行模拟路演。模拟路演尽量选择与真实路演相同的环境,每一个细节都应该在模拟路演中体现出来。路演要尽可能多地重复模拟,可以选择不同人群比如朋友、家人、同事、消费者等进行模拟。模拟完成后要认真听取听众的意见,结合意见不断修改、完善路演计划。

(二)实施阶段

整个路演过程最重要、最难的便是实施阶段。再充分的准备也难以做到面面俱到,这就要求路演者要有良好的随机应变能力。

路演开始阶段,可用一个与人们生活息息相关的小故事开场,引起听众的注意。讲演阶段,用清晰、准确、自信的语言来表达自己的观点,告诉听众自己的观点将如何被执行,执行之后会有什么结果。收场阶段,根据观众的反应构建结尾。为了使路演现场能够更具影响力,路演者应遵循以下四个基本原则。

(1)互动体验:通过互动体验带动观众的思维,观众思维一旦活跃起来,路演的效果就会加倍。

(2)利他行为:整个路演过程,观众其实更关心自己能够得到什么。针对这种心理,路演者应从观众的角度出发来满足对方的预期。

(3)内容真实可信:对产品的介绍、公司的发展、未来愿景的阐述应真实可信。

(4)简练专业:路演应语言简练,主次分明,不要为了追求数量而画蛇添足。

(三)反馈阶段

路演结束并不代表创业者向投资人/消费者介绍自己的这一过程结束,恰恰是一个良好的开始。这个阶段要多与投资人/消费者互动交流,多了解他们对项目的意见和建议。公司的发展离不开投资人,更离不开消费者,创业者要不断根据反馈调整公司的发展战略,以使公司能够保持良好的发展。

此外,路演结束后,路演者应总结此次路演的优劣,做到心中有数,今后积极完善。创业者日常应多学习成功的路演案例(如阿里巴巴、乔布斯的路演等),吸取其中的长处,将其应用到自己的路演中。

第六章　创业训练

▶ 第一节　创业相关法律法规与政策指导

课程目标

1. 了解与创业相关的法律条例和规章制度。
2. 了解国家及各地政府对大学生创业的相关政策。

课程导入

　　小明经过医院实习后,他想自己创业。但作为一名大学生,他没有创业资金,但也不想问父母要启动资金,因为不能再给父母增加负担了。

请思考:

　　没有启动资金的小明能完成他的创业梦想吗? 创业前小明需要了解哪些法律法规、创业政策呢?

一、与创业相关的法律条例和规章制度

在创业过程中,了解相关的法律、法规,可以有效减少损失。大学生应重点熟悉以下法律条例和规章制度。

(1)《中华人民共和国公司登记管理条例》,多在申请办理营业执照时使用。

(2)《中华人民共和国企业法人登记管理条例》,多在申请办理营业执照时使用,可重点掌握开业注册登记收费标准。

(3)《中华人民共和国企业名称登记管理规定》,多在申请办理营业执照前使用。

(4)《税务登记管理办法》,对开办税务登记及变更等有明确规定。

此外,针对学生创业过程中可能遇到的法律问题,大学生应结合相关法律法规进行进一步学习。

(1)涉及租用店面及办公场所问题:可学习《中华人民共和国民法典》,其被称为"社会生活的百科全书",其中有房屋租赁的相关法律规定。

(2)对于创业经济组织的具体责任形式:我国《中华人民共和国个人独资企业法》《中华人民共和国公司法》《中华人民共和国外商投资法》等一系列法规都有不同的规定,制定了多种企业组织形式。《中华人民共和国公司法》中有限合伙企业的法律规定对大学生创业有很好的辅助作用,可部分解决大学生创业存在的资金规模较小、筹措资金困难等问题。

(3)涉及市场交易及管理等方面的相关法律问题:应了解《中华人民共和国产品质量法》《中华人民共和国劳动法》《中华人民共和国票据法》《中华人民共和国保险法》《中华人民共和国反不正当竞争法》等。

(4)涉及知识产权的相关法律问题:目前我国已经建立了一个比较完备的知识产权法律保护体系,主要包括《中华人民共和国商标法》《中华人民共和国著作权法》《中华人民共和国专利法》等法律法规。大学生创业之初可以利用专利先行公开的特点,合理利用现有专利给自己创业提供技术开发思路和可行性支持,同时又可保证不侵犯他人的专利权。

(5)创业过程中有关纠纷解决的相关法律问题:大学生要了解《中华人民共和国民事诉讼法》《中华人民共和国行政诉讼法》《中华人民共和国仲裁法》中规定的具体诉讼程序,要具有积极收集证据的法律意识,面对交易金额较大、商品较多的经济往来要多采用书面合同文本形式。

二、了解政府对特许经营的管理规定

创业者以市场经营主体进入市场时,应了解政府对于进入特殊行业或者进行特种经营时所设定的有关条件,了解从事哪些行业或服务需要到政府有关部门或行业主管机构领取特种经营资质证或特许经营许可证等证照,以便提前准备。

例如,创办生产型企业时,要学习《中华人民共和国工业产品生产许可证管理条例》;又如,创办网络经营服务型企业时,要学习《互联网上网服务营业场所管理条例》,取得专项许可证等。

三、大学生创业相关法律法规及优惠政策

近年来,为支持大学生创业,国家和各级政府出台了许多优惠政策,涉及融资、开业、税收、创业培训、创业指导等诸多方面。

(一)国家层面的相关支持政策

(1)大学毕业生在毕业后两年内自主创业,到创业实体所在地的工商部门办理营业执照,注册资金(本)在50万元以下的,允许分期到位,首期到位资金不低于注册资本的10%(出资额不低于3万元),1年内实缴注册资本追加到50%以上,余款可在3年内分期到位。

(2)大学毕业生新办咨询业、信息业、技术服务业型的企业或经营单位,经税务部门批准,免征企业所得税两年;新办从事交通运输、邮电通讯的企业或经营单位,经税务部门批准,第一年免征企业所得税,第二年减半征收企业所得税;新办从事公用事业、商业、物资业、对外贸易业、旅游业、物流业、仓储业、居民服务业、饮食业、教育文化事业、卫生事业的企业或经营单位,经税务部门批准,免征企业所得税一年。

(3)各国有商业银行、股份制银行、城市商业银行和有条件的城市信用社要为自主创业的毕业生提供小额贷款,并简化程序,提供开户和结算便利,贷款额度在2万元左右。贷款期限最长为两年,到期确定需延长的,可申请延期一次。贷款利息按照中国人民银行公布的贷款利率确定,担保最高限额为担保基金的5倍,期限与贷款期限相同。

(4)政府人事行政部门所属的人才中介服务机构,免费为自主创业毕业生保管人事档案(包括代办社保、职称、档案工资等有关手续)2年;提供免费查询人才、劳动力供求信息,免费发布招聘广告等服务;适当减免参加人才集市或人才劳务交流活动收费;优惠为创办企业的员工提供一次培训、测评服务。

(5)大学生创业的税收优惠:毕业年度内高校毕业生(高校毕业生是指实施高等学历教育的普通高等学校、成人高等学校应届毕业的学生;毕业年度是指毕业所在自然年,即1月1日至12月31日)持就业创业证(注明"自主创业税收政策"或"毕业年度内自主创业税收政策"),从事个体经营的,自办理个体工商户登记当月起,在3年(36个月,下同)内按每户每年12000元为限额依次扣减其当年实际应缴纳的增值税、城市维护建设税、教育费附加、地方教育附加和个人所得税。限额标准最高可上浮20%,各省、自治区、直辖市人民政府可根据本地区实际情况在此幅度内确定具体限额标准。纳税人年度应缴纳税款小于上述扣减限额的,减免税额以其实际缴纳的税款为限;大于上述扣减限额的,以上述扣减限额为限。

毕业年度内高校毕业生在校期间凭学生证向公共就业服务机构申领就业创业证,或

委托所在高校就业指导中心向公共就业服务机构代为申领就业创业证;毕业年度内高校毕业生离校后,可凭毕业证直接向公共就业服务机构按规定申领就业创业证。

对月销售额10万元以下(含本数)的增值税小规模纳税人,免征增值税。对小型微利企业年应纳税所得额不超过100万元的部分,减按25%计入应纳税所得额,按20%的税率缴纳企业所得税;对年应纳税所得额超过100万元但不超过300万元的部分,减按50%计入应纳税所得额,按20%的税率缴纳企业所得税。

上述小型微利企业是指从事国家非限制和禁止行业,且同时符合年度应纳税所得额不超过300万元、从业人数不超过300人、资产总额不超过5000万元等三个条件的企业。

(6)创业担保贷款和贴息:①对符合条件的大学生自主创业的,可在创业地按规定申请创业担保贷款,贷款额度为10万元。②鼓励金融机构参照贷款基础利率,结合风险分担情况,合理确定贷款利率水平,对个人发放的创业担保贷款,在贷款基础利率上上浮3个百分点以内的,由财政给予贴息。

(7)免收有关行政事业性收费:毕业2年以内的普通高校学生从事个体经营(除国家限制的行业外)的,自其在工商部门首次注册登记之日起3年内,免收管理类、登记类和证照类等有关行政事业性收费。

(8)享受培训补贴:①对大学生创办的小微企业新招用毕业年度高校毕业生,签订1年以上劳动合同并缴纳社会保险费的,给予1年社会保险补贴。②对大学生在毕业年度(即从毕业前一年7月1日起的12个月)内参加创业培训的,根据其获得创业培训合格证书或就业、创业情况,按规定给予培训补贴。

(9)免费创业服务:有创业意愿的大学生,可免费获得公共就业和人才服务机构提供的创业指导服务,包括政策咨询、信息服务、项目开发、风险评估、开业指导、融资服务、跟踪扶持等"一条龙"创业服务。

(10)取消高校毕业生落户限制:高校毕业生可在创业地办理落户手续(直辖市按有关规定执行)。

(11)创新人才培养:创业大学生可享有各地高校实施的系列"卓越计划"、科研结合协同育人行动计划等,同时享受跨学科专业开设的交叉课程、创新创业教育实验班等,以及探索建立的跨院系、跨学科、跨专业交叉培养创新创业人才的新机制。

(12)开设创新创业教育课程:自主创业大学生可享受各高校挖掘和充实的各类专业课程和创新创业教育资源,以及面向全体开发开设的研究方法、学科前沿、创业基础、就业创业指导等方面的必修课和选修课,享受各地区、各高校资源共享的慕课、视频公开课等在线开放课程,和在线开放课程学习认证和学分认证制度。

(13)强化创新创业实践:自主创业大学生可共享学校面向全体学生开放的大学科技

园、创业园、创业孵化基地、教育部工程研究中心、各类实验室、教学仪器设备等科技创新资源和实验教学平台,参加全国大学生创新创业大赛、全国高职院校技能大赛和各类科技创新、创意设计、创业计划等专题竞赛,以及高校学生成立的创新创业协会、创业俱乐部等社团,以提升创新创业实践能力。

(14)改革教学制度:①自主创业大学生可享受各高校建立的自主创业大学生创新创业学分累计与转换制度,将学生开展创新实验、发表论文、获得专利和自主创业等情况折算为学分,将学生参与课题研究、项目实验等活动认定为课堂学习的新探索。②享受为有意愿有潜质的学生制定的创新创业能力培养计划,创新创业档案和成绩单等系列客观记录并量化评价学生开展创新创业活动情况的教学实践活动。优先支持参与创业的学生转入相关专业学习。

(15)完善学籍管理规定:有自主创业意愿的大学生,可享受高校实施的弹性学制,放宽学生修业年限,允许调整学业进程、保留学籍休学创新创业的管理规定。

(16)大学生创业指导服务:自主创业的大学生可享受各地高校对自主创业学生实行的持续帮扶、全程指导、一站式服务,以及地方、高校两级信息服务平台,享受为学生实时提供的国家政策、市场动向等信息和创业项目对接、知识产权交易等服务;可享受各地在充分发挥各类创业孵化基地作用的基础上,因地制宜建设的大学生创业孵化基地,以及相关培训、指导服务等扶持政策。

(17)加大对创业创新主体的支持:盘活闲置厂房、低效利用土地等,加强对双创重点项目的支持。政府投资的孵化基地等要将一定比例场地免费向高校毕业生、农民工等提供。对首次创业并正常经营1年以上的返乡入乡创业人员,可给予一次性创业补贴。对符合条件的返乡入乡创业人员按规定给予创业担保贷款贴息和培训补贴。对返乡创业失败后就业和生活遇到困难的人员,及时提供就业服务、就业援助和社会救助。

(18)提升高校学生创新创业能力:支持高校示范基地打造并在线开放一批创新创业教育优质课程,加强创业实践和动手能力培养,依托高校示范基地开展双创园建设,促进科技成果转化与创新创业实践紧密结合。推动高校示范基地和企业示范基地深度合作,建立创业导师共享机制。支持区域示范基地与高校、企业共建面向特色产业的实训场景,加快培养满足社会需求的实用型技能人才。促进大学生加强数、理、化、生等基础理论研究,夯实国家创新能力基础。实施双创示范基地"校企行"专项行动,充分释放岗位需求,支持将具备持续创新能力和发展潜力的高校毕业生创业团队纳入企业示范基地人才储备和合作计划,通过职业微展示、创业合伙人招募等新方式,拓宽创业带动就业的渠道。

(19)构筑产学研融通创新创业体系:加强双创示范基地"校＋园＋企"创新创业合作,建设专业化的科技成果转化服务平台,增强产业孵化能力。鼓励企业示范基地牵头构建以市场为导向、产学研深度融合的创新联合体。不断优化科技企业孵化器、大学科技园和众创空间及其在孵企业的认定或备案条件,加大对具备条件的创业服务机构的支持力度。中央预算内投资安排专项资金支持双创示范基地建设,降低对双创示范基地相关支持项目的固定资产投资比例要求。支持有条件的双创示范基地建设学科交叉和协同创新科研基地,优先在双创示范基地建设企业技术中心等创新平台。

(二)地方层面的相关支持政策

国家统计局上海调查总队的调研显示,四成大学生有自主创业的想法。在有创业打算的大学生中,近七成打算创业的方向为新兴领域,以面向新科技、新业态的创业项目为主;另外,在有创业打算的大学生中,近六成计划在上海创业,以下以上海、广州、杭州为例,介绍地方层面的相关支持政策。

1. 上海大学生创业政策

上海大学生创业政策的具体详情可在上海市人力资源和社会保障局官网查询。

1)初创期创业组织社会保险费补贴

2018年12月1日起,本市户籍劳动者,以及持有上海市居住证、港澳台居民居住证、上海市海外人才居住证或出国留学人员来沪投资享受优惠资格认定证书的非本市户籍劳动者,在本市新创办的小微企业、个体工商户、农民合作社、民办非企业单位等创业组织,吸纳劳动者就业满6个月后,可按吸纳本市劳动者人数申请社会保险费补贴。

2)创业场地房租补贴

(1)本市户籍劳动者,以及持有上海市居住证、港澳台居民居住证、上海市海外人才居住证或出国留学人员来沪投资享受优惠资格认定证书的非本市户籍劳动者,在本市创办3年以内的小微企业、个体工商户、农民合作社、民办非企业单位等创业组织,租赁独立、合法的经营场所满半年及以上,吸纳本市劳动者就业并按规定缴纳城镇职工社会保险费的,可按吸纳本市劳动者人数申请创业场地房租补贴。

(2)2018年12月1日起进入市级创业孵化示范基地孵化,且在孵化期内成功创办小微企业、个体工商户、农民合作社、民办非企业单位的创业团队,可申请孵化期间场地费补贴,补贴期限不超过6个月,补贴以创业团队入孵至创业组织注册登记之间实际承担的工位费为限,总额最高不超过10000元。

3)首次创业一次性补贴

具有本市户籍、毕业两年以内的高校毕业生在本市首次创办小微企业、个体工商户、农民合作社、民办非企业单位等创业组织注册成功后,经营满一年且按规定至少为一人缴纳城镇职工社会保险费满6个月的,可申请一次性8000元的创业补贴。

4) 鼓励创业专项补贴

(1) 组织开展上海创业计划大赛、创业新秀评选等活动,积极推荐创业者参加国家级创业竞赛活动。对获得市级优胜的创业团队给予最高不超过 5 万元的创业启动金,对获得国家级优胜的创业团队给予最高不超过 10 万元的创业启动金。对获得市级优胜的创业组织给予最高不超过 10 万元的助力发展金,对获得国家级优胜的创业组织给予最高不超过 20 万元的助力发展金。

(2) 组织开展市级创业孵化示范基地的认定和评估工作,市人力资源和社会保障部门每年委托第三方社会机构对创业孵化成效,按照 A、B、C、D 及不达标五个等级由高至低进行分级评估。

5) 可申请创业前创业担保贷款及贴息

35 岁(含)以下,拟在沪创办小微企业、个体工商户、农民合作社、民办非企业单位等创业组织的本市户籍青年大学生、本市高校在读学生、本市高校毕业且持有上海市居住证、港澳台居民居住证、上海市海外人才居住证的非本市户籍青年,可申请创业前创业担保贷款及贴息,担保贷款金额最高为 20 万元,担保贷款期限最长为 1 年,免予提供抵、质押方式的反担保。

2. 广州大学生创业政策

广州大学生创业政策的具体详情可在广州市人力资源和社会保障局官网查询。

(1) 创业担保贷款:对符合条件的高校毕业生给予创业担保贷款——个人最高 30 万元,合伙经营或创办企业的按每人最高 30 万元、总额最高 300 万元,符合规定的小微企业可申请最高 500 万元创业担保贷款并按规定享受贴息。

(2) 一次性创业资助:在校及毕业 5 年内的普通高等学校、职业学校、技工院校学生,领取毕业证 5 年内的出国(境)留学回国人员,成功创业并正常经营 6 个月以上的,每户给予一次性创业资助 10000 元,符合条件的人员只能享受 1 次创业资助。

(3) 创业企业社会保险补贴:毕业 5 年内高校毕业生自主创业在广州地区领取营业执照或在其他法定机构注册登记并正常经营的,依照"先缴后补"原则,照用人单位招用就业困难人员标准,累计不超 3 年。

(4) 租金补贴:在校及毕业 5 年内的普通高等学校、职业学校、技工院校学生,领取毕业证 5 年内的出国(境)留学回国人员,在本市租用经营场地创办初创企业并担任法定代表人或主要负责人的,可申请租金补贴。每户每年 5000 元,累计不超 3 年。

(5) 创业带动就业补贴:为招用人员连续缴纳 3 个月以上社会保险并与招用人员签订 1 年以上劳动合同的初创企业,按初创企业招用人数给予创业带动就业补贴。招用 3

人(含 3 人)以下的按每人 2000 元给予补贴;招用 3 人以上的每增加 1 人给予 3000 元补贴,每户企业补贴总额最高不超过 3 万元。

(6)优秀创业项目资助补贴:"赢在广州"创业大赛一等奖者奖励 20 万元,二等奖者奖励 15 万元,三等奖者奖励 10 万元,优胜奖者奖励 5 万元。

3. 杭州大学生创业政策

杭州大学生创业政策的具体详情可在杭州市人力资源和社会保障局官网查询。

(1)一次性创业补贴:2016 年 2 月 1 日后,在校大学生、毕业 5 年以内高校毕业生在市区首次创办企业或个体工商户,并以灵活就业人员身份缴纳社会保险费或由其创办的经营实体为其依法连续缴纳社会保险费 12 个月以上的,可享受 5000 元的一次性创业补贴。

(2)高校毕业生创办养老、家政服务和现代农业企业补贴:在校大学生和毕业 5 年以内高校毕业生在市区初次创办养老、家政服务和现代农业企业,并担任法定代表人或主要负责人的,经认定,可给予企业连续 3 年的创业补贴,补贴标准为第一年 5 万元、第二年 3 万元、第三年 2 万元。

(3)创业担保贷款及贴息:在市区创办企业、个体工商户(含经认定的网络创业)或民办非企业等经营实体且登记注册 5 年以内的劳动者,可申请不超过 50 万元贷款;对在校大学生、毕业 5 年(含)以内高校毕业生(市区户籍不设毕业年限)实行全额贴息。贴息期限最长不超过 3 年。

(4)创业带动就业补贴:2016 年 2 月 1 日后,市区由在校大学生、毕业 5 年以内高校毕业生创办的企业或个体工商户,带动 3 人(不含法定代表人或负责人及已享受其他有关就业创业补助和社保补贴的人员)就业,并依法连续为其缴纳社会保险费满 12 个月的,可享受每年 2000 元的带动就业补贴。

(5)创业项目无偿资助:在杭普通高校在校生和毕业 5 年以内全国普通高校毕业生,在市区新创办企业,符合条件的可申请 2~20 万元大学生创业项目无偿资助。

(6)农村电商创业补贴:在校大学生、毕业 5 年以内高校毕业生在县(市)、市区的行政村从事电子商务创业或在市区从事农产品网络销售创业,达到一定网络销售额且符合享受一次性创业社保补贴、带动就业补贴条件的,补贴标准上浮 20%。市区一次性创业社保补贴标准为 6000 元。市区创业带动 3 人就业的,补贴标准为 2400 元/年;在带动 3 人就业基础上每增加 1 人,可再享受每人每年 1200 元补贴;每年补贴总额不超过 24000 元。

(7)创业场地扶持政策:每个区域的场地扶持政策略有不同,房租补贴也有不同的形式,可查询官网查看创业场地扶持政策。

在创业过程中,护理专业的学生自身是否具备法律意识,是否了解和掌握与其创业相关的法律法规是依法创业的关键。在开始创业前,先了解我国的创业政策和基本法律环境,会对独立创业起到很好的指导作用。在国家大的方针政策下,各地政府也会制定适合本地的相关创业政策,这就需要学生养成关注法律、国家和地方政策的良好习惯,做一个遵法、守法、用法、享受政策红利的创业者。

第二节　企业创办流程

课程 目标

1. 掌握企业注册的相关表单的填写。
2. 熟悉企业创办流程。
3. 了解企业的组织形式。

课程 导入

小林是一名护理专业毕业的大学生,大三时设计了一款"医用多功能眼罩"并获得专利。她现在毕业了,计划创业。小林家中有一套价值 300 万元的房屋,父母愿意拿出该房屋给其创业提供支持,比赛时也有企业来接触她并表示愿意投资。小林想创办企业,但是对于创办流程不甚清楚。

请思考:

1. 创办企业的基本流程是什么?
2. 企业注册需要准备什么材料?如何填写相关表单?

一、企业的概念

企业一般是指以盈利为目的,运用各种生产要素(土地、劳动力、资本、技术和企业家才能等),向市场提供商品或服务,实行自主经营、自负盈亏、独立核算的法人或其他社会经济组织。

二、创办企业的流程

(一) 选择合适的企业组织形式

企业组织形式是指企业存在的形态和类型,主要有独资企业、合伙企业和公司制企业(有限责任公司和股份有限公司)三种形式。无论企业采用何种组织形式,都应具有两种基本的经济权利,即所有权和经营权,它们是企业从事经济运作和财务运作的基础。三种企业组织形式没有好坏之分,只有选择适合自己的组织形式。

1. 个人独资企业

个人独资企业是依照《中华人民共和国个人独资企业法》在中国境内设立,由一个自然人投资,财产为投资人个人所有,投资人以其个人财产对企业债务承担无限责任的经营实体。

(1)设立个人独资企业应当具备下列条件:投资人为一个自然人;有合法的企业名称;有投资人申报的出资;有固定的生产经营场所和必要的生产经营条件;有必要的从业人员。

(2)个人独资企业设立申请书应当载明下列事项:企业的名称和住所;投资人的姓名和居所;投资人的出资额和出资方式;经营范围。

(3)个人独资企业的优点:手续简便,制约较少,方式灵活,企业资产所有权、控制权、经营权、收益权高度集中。

(4)个人独资企业的缺点:筹备资金难,风险大,企业经营的创新性、开拓性和连续性较难把控。

2. 合伙企业

依照《中华人民共和国合伙企业法》,合伙企业是指自然人、法人和其他组织依照本法在中国境内设立的普通合伙企业和有限合伙企业。普通合伙企业由普通合伙人组成,合伙人对合伙企业债务承担无限连带责任。有限合伙企业由普通合伙人和有限合伙人组成,普通合伙人对合伙企业债务承担无限连带责任,有限合伙人以其认缴的出资额为限对合伙企业债务承担责任。

(1)设立合伙企业,应当具备下列条件:①有两个以上合伙人,合伙人为自然人的,应当具有完全民事行为能力;②有书面合伙协议;③有合伙人认缴或者实际缴付的出资;④有合伙企业的名称和生产经营场所;⑤法律、行政法规规定的其他条件。

（2）合伙协议应当载明下列事项：①合伙企业的名称和主要经营场所的地点；②合伙目的和合伙经营范围；③合伙人的姓名或者名称、住所；④合伙人的出资方式、数额和缴付期限；⑤利润分配、亏损分担方式；⑥合伙事务的执行；⑦入伙与退伙；⑧争议解决办法；⑨合伙企业的解散与清算；⑩违约责任。

（3）合伙企业的优点：资金来源扩大，银行贷款的风险降低，组成灵活，竞争力提高。

（4）合伙企业的缺点：法律形式复杂，决策受限，非经营合伙人承担的风险较大。

3.公司制企业

公司制企业是指依照《中华人民共和国公司法》在中国境内设立的有限责任公司和股份有限公司。

有限责任公司是股东以其认缴的出资额为限对公司承担责任，公司以其全部资产对公司的债务承担责任。

股份有限公司是将公司的全部资本分为等额股份，股东以其认购的股份为限对公司承担责任，公司以其全部资产对公司的债务承担责任。

（1）有限责任公司的设立条件：①股东符合法定人数，由 50 个以下股东出资设立；②有符合公司章程规定的全体股东认缴的出资额；③股东共同制定公司章程；④有公司名称，建立符合有限责任公司要求的组织机构；⑤有公司住所。

（2）股份有限公司的设立条件：①发起人符合法定人数，应当有 2 人以上 200 人以下为发起人，其中须有半数以上的发起人在中国境内有住所；②有符合公司章程规定的全体发起人认购的股本总额或者募集的实收股本总额；③股份发行、筹办事项符合法律规定；④发起人制订公司章程，采用募集方式设立的经创立大会通过；⑤有公司名称，建立符合股份有限公司要求的组织机构；⑥有公司住所。

（3）有限责任公司和股份有限公司的区别：①股东的数量不同。有限责任公司股东法定人数为 50 人以下，股份有限公司应当有 2 人以上 200 人以下为发起人。②注册的资本不同。有限责任公司要求的最低资本额较少，公司依据生产经营性质、范围不同，注册的资本标准也不同。③公司组织机构的权限不同。有限责任公司组织机构比较简单，可不设董事会而只设执行董事，也可以不设监事会；股份有限公司应设立股东大会、董事会、监事会。④财务状况公开程度不同。⑤股权转让的条件限制不同。⑥股份增减要求不同。

（4）公司制企业的优点：融资便利，所有权与经营权分离，利于管理，承担有限债务责任，可无限存续等。

（5）公司制企业的缺点：创建复杂，双重纳税，须定期公开财务数据，政府限制较多，法规要求严格。

(二)企业注册名称设定

1.企业名称设定的相关规定

根据《企业名称登记管理规定》的相关规定,企业名称应当由以下部分依次组成:字号(或者商号)、行业或者经营特点、组织形式。企业名称应当冠以企业所在地省(包括自治区、直辖市,下同)或者市(包括州,下同)或者县(包括市辖区,下同)行政区划名称。

2.企业名称设定需要提交的文件

(1)设立公司应当申请名称预先核准,需提交下列文件:①有限责任公司的全体股东或者股份有限公司的全体发起人签署的公司名称预先核准申请书;②全体股东或者发起人指定代表或者共同委托代理人的证明;③中华人民共和国知识产权局规定要求提交的其他文件。

(2)预先核准的公司名称保留期为6个月。预先核准的公司名称在保留期内,不得用于从事经营活动,不得转让。

(三)企业地址确定

(1)公司的地址必须与递交申请的注册机构的级别相一致,例如小林准备在上海市浦东新区工商局注册一家有限公司,那么就不能将公司地址定在徐汇区。

(2)公司地址所在地必须具备完整的产权证明文件。产权证明文件证明该所在地归谁所有,一般是指房产证,或者是购房合同加上银行按揭证明。

(3)一个地址只能注册一家有限公司。如果选择的地址以前已经注册过一家公司而且该公司现在还没有搬走或注销,那么现在就不能用来再注册一家公司;即使原来的公司搬走了,也要确认该公司有没有办理地址变更手续。

(4)有些地方的工商局对注册有限公司的房屋档次有所要求,在注册之前必须了解当地的规定,或者到工商局先咨询清楚。

(5)如果公司地址所在地的所有权不属于任何一个股东,那么必须由其中一个股东与业主签订一份租赁合同(在签订租赁合同之前一定要弄清楚上述几点要求是否满足)。租赁合同一般要签一年以上,这与公司的经营期限是相关联的。例如小林签的租赁合同期是一年,那么工商局批给小林的经营期限最多也是一年,到期了小林必须办理延期手续或者将公司注销,办理延期手续的时候必须递交新的租赁合同。

(四)预定公司经营范围

根据《中华人民共和国公司法》规定,公司的经营范围由公司章程规定,并依法登记。

公司可以修改公司章程,改变经营范围,但是应当办理变更登记。公司的经营范围中属于法律、行政法规规定须经批准的项目,应当依法经过批准。

（五）形成公司章程

设立公司必须依法制定公司章程。公司章程对公司、股东、董事、监事、高级管理人员具有约束力。

1.有限责任公司章程

有限责任公司章程应当载明下列事项:①公司名称和住所;②公司经营范围;③公司注册资本;④股东的姓名或者名称;⑤股东的出资方式、出资额和出资时间;⑥公司的机构及其产生办法、职权、议事规则;⑦公司法定代表人;⑧股东会会议认为需要规定的其他事项。股东应当在公司章程上签名、盖章。

2.股份有限公司章程

股份有限公司章程应当载明下列事项:①公司名称和住所;②公司经营范围;③公司设立方式;④公司股份总数、每股金额和注册资本;⑤发起人的姓名或者名称、认购的股份数、出资方式和出资时间;⑥董事会的组成、职权和议事规则;⑦公司法定代表人;⑧监事会的组成、职权和议事规则;⑨公司利润分配办法;⑩公司的解散事由与清算办法;⑪公司的通知和公告办法;⑫股东大会会议认为需要规定的其他事项。

（六）确定公司的组织管理结构

下面以有限责任公司为例,介绍公司的组织管理结构。

1.股东会职权

有限责任公司股东会由全体股东组成,股东会行使下列职权:

(1)决定公司的经营方针和投资计划。

(2)选举和更换非由职工代表担任的董事、监事,决定有关董事、监事的报酬事项。

(3)审议批准董事会的报告。

(4)审议批准监事会或者监事的报告。

(5)审议批准公司的年度财务预算方案、决算方案。

(6)审议批准公司的利润分配方案和弥补亏损方案。

(7)对公司增加或者减少注册资本作出决议。

(8)对发行公司债券作出决议。

(9)对公司合并、分立、解散、清算或者变更公司形式作出决议。

(10)修改公司章程。

（11）公司章程规定的其他职权。

对前款所列事项，股东以书面形式一致表示同意的，可以不召开股东会会议，直接作出决定，并由全体股东在决定文件上签名、盖章。

2. 监事会或监事的职权

有限责任公司设监事会，其成员不得少于 3 人。股东人数较少或者规模较小的有限责任公司，可以设 1 或 2 名监事，不设监事会。监事会应当包括股东代表和适当比例的公司职工代表，其中职工代表的比例不得低于三分之一，具体比例由公司章程规定。监事会、不设监事会的公司的监事行使下列职权。

（1）检查公司财务。

（2）对董事、高级管理人员执行公司职务的行为进行监督，对违反法律、行政法规、公司章程或者股东会决议的董事、高级管理人员提出罢免的建议。

（3）当董事、高级管理人员的行为损害公司的利益时，要求董事、高级管理人员予以纠正。

（4）提议召开临时股东会会议，在董事会不履行本法规定的召集和主持股东会会议职责时召集和主持股东会会议。

（5）向股东会会议提出提案。

（6）依照《中华人民共和国公司法》第一百五十一条的规定，对董事、高级管理人员提起诉讼。

（7）公司章程规定的其他职权。

3. 有限责任公司设立董事会的职权

董事会其成员为 3～13 人；董事会设董事长 1 人，可以设副董事长。董事长、副董事长的产生办法由公司章程规定。董事任期由公司章程规定，但每届任期不得超过 3 年。董事任期届满，连选可以连任。

董事会对股东会负责，行使下列职权：

（1）召集股东会会议，并向股东会报告工作。

（2）执行股东会的决议。

（3）决定公司的经营计划和投资方案。

（4）制订公司的年度财务预算方案、决算方案。

（5）制订公司的利润分配方案和弥补亏损方案。

（6）制订公司增加或者减少注册资本以及发行公司债券的方案。

（7）制订公司合并、分立、解散或者变更公司形式的方案。

（8）决定公司内部管理机构的设置。

（9）决定聘任或者解聘公司经理及其报酬事项，并根据经理的提名决定聘任或者解聘公司副经理、财务负责人及其报酬事项。

（10）制定公司的基本管理制度。

（11）公司章程规定的其他职权。

4. 经理的职权

有限责任公司可以设经理，经理由董事会决定聘任或者解聘。经理对董事会负责，行使下列职权：

（1）主持公司的生产经营管理工作，组织实施董事会决议。

（2）组织实施公司年度经营计划和投资方案。

（3）拟订公司内部管理机构设置方案。

（4）拟订公司的基本管理制度。

（5）制定公司的具体规章。

（6）提请聘任或者解聘公司副经理、财务负责人。

（7）决定聘任或者解聘除应由董事会决定聘任或者解聘以外的负责管理人员。

（8）董事会授予的其他职权。

公司章程对经理职权另有规定的，从其规定。

（七）确定法人代表

公司法定代表人依照公司章程的规定，由董事长、执行董事或者经理担任，并依法登记。公司法定代表人变更，应当办理变更登记。

（八）注册公司

1. 申请设立有限责任公司

申请设立有限责任公司应当向公司登记机关提交下列文件：

（1）公司法定代表人签署的设立登记申请书。

（2）全体股东指定代表或者共同委托代理人的证明。

（3）公司章程。

（4）股东的主体资格证明或者自然人身份证明。

（5）载明公司董事、监事、经理姓名、住所的文件以及有关委派、选举或者聘用的证明。

（6）公司法定代表人任职文件和身份证明。

（7）企业名称预先核准通知书。

（8）公司住所证明。

（9）中华人民共和国国家知识产权局规定要求提交的其他文件。

2. 申请设立股份有限公司

申请设立股份有限公司应当由董事会向公司登记机关申请设立登记。以募集方式设立股份有限公司的，应当于创立大会结束后 30 日内向公司登记机关申请设立登记。申请设立股份有限公司，应当向公司登记机关提交下列文件：

（1）公司法定代表人签署的设立登记申请书。

（2）董事会指定代表或者共同委托代理人的证明。

（3）公司章程。

（4）发起人的主体资格证明或者自然人身份证明。

（5）载明公司董事、监事、经理姓名、住所的文件以及有关委派、选举或者聘用的证明。

（6）公司法定代表人任职文件和身份证明。

（7）企业名称预先核准通知书。

（8）公司住所证明。

（9）中华人民共和国国家知识产权局规定要求提交的其他文件。

3. 注册公司成功后的相关事宜

（1）刻章：凭营业执照到公安局指定的刻章社刻公章、法人章、合同章、财务章。

（2）开设银行账户：凭营业执照到银行开立基本账户。

（3）了解主要税种并依法纳税：主要税种包括增值税、消费税、企业所得税、城市维护建设税、教育费附加等。

（4）申请领购发票：如果注册的公司属于销售类的，则需要到国税局申请领购发票；如果是服务性质的公司，则需要到地税局申请领购发票。

（5）社保、公积金开户：公司成立起一个月内，需申请社会保险登记、公积金为企业员工的基本福利。

（6）商标注册：申请商标注册是为了防止今后公司品牌被盗用，所以要对公司的商标进行品牌保护。

到此，公司的注册流程基本已经完成，全部证件有营业执照（三证合一）、银行开户许可证、公章、财务章、法人章、公司章程等。注册完成后，就可以开始营业了。

第三节　网店创业训练

课程目标

1. 熟悉网店创业所面临的问题。

2. 熟悉常见的电子商务模式。

3. 了解网店的含义。

课程导入

> 　　2020年初,小明设计了一款医用多功能口罩,并且取得了相关的实用新型专利。为了让这款口罩造福于更多的群众,小明与医疗企业合作,取得了医疗器械经营许可证,拟建立网店进行线上销售推广。
>
> **请思考:**
>
> 1. 如果你是小明,你是否会选择网店这种电子商务模式? 为什么?
>
> 2. 大学生如何在运用网店创业过程中规避风险?

　　在现今就业形势较为严峻的压力下,由于具备接受新鲜事物能力强、学习计算机能力强以及大众网络普及率高等优势,越来越多的大学生更青睐借助互联网创业平台开展网店创业。

　　网店,是电子商务的一种模式。所谓电子商务,是指人们不需要在实体店当面用现金进行交易,而是利用计算机和远程网络通信技术,通过网上交易平台、第三方交易中介、网上银行等交易方式,通过网络进行交易。

一、电子商务的分类

　　下面我们将电子商务按交易对象不同,分为4个比较常见的商业模式来进行简单的介绍,并且根据相关调查研究结果,将其中两种大学生接受度较强、在医疗健康相关领域参与度较高的商业模式进行简要大致的分析和探究。

（一）B2B 模式

B2B(business to business)是指电子商务交易的供需双方都是商家。目前市场上运营的 B2B 电子交易模式大体分为 3 类：公共独立平台交易模式、行业性交易模式和企业专用平台交易模式。中国移动作为技术、资金密集型企业，通过不断创新探索与上游供应商、合作伙伴建立更加紧密、和谐的关系，积极提升供应链价值，是树立 B2B 电子商务积极正面的应用典范。

（二）B2C 模式

B2C(business to consumer)是指直接面向消费者销售产品和服务的商业零售模式。企业的直接对象是消费者，企业为消费者提供类似网上商店的购物环境，让消费者在网上体验购物乐趣，同时进行网上支付。这种模式可以节省消费者的宝贵时间，但出售的商品也比较局限（如图书、音像制品、数码产品等），限制了有需要特定感官体验的消费者的购物体验。B2C 模式比较典型的网站有卓越、当当网等。

（三）C2C 模式

C2C(consumer to consumer)是指个人对个人的电子商务行为。其构成要素，除了买卖双方外，还必须有提供电子交易平台的供应商。2023 年 3 月，中国互联网络信息中心(CNNIC)在京发布的第 51 次《中国互联网络发展状况统计报告》中显示，截至 2022 年 12 月，我国网络购物用户规模达 8.45 亿，较 2021 年 12 月增长 319 万，占网民整体的 79.2%。2022 年，网络零售继续保持增长，成为推动消费扩容的重要力量。全年的网上零售销售额达到 13.79 万亿元，同比增长 4.0%。其中，实物商品的网上零售销售额为 11.96 万亿元，增长 6.2%。这一数字占社会消费品零售总额的比重为 27.2%，显示了其在消费中的不断提升。同时，新品消费、绿色消费、智能消费以及工厂直供消费等趋势在 2022 年相对明显，推动了生产制造端的绿色化、数字化和智能化发展。国内 C2C 市场交易规模逐年扩大，如 C2C 网站淘宝网已达到远超一半的网络购物渗透率。

基于 C2C 平台具有启动资金少、成本低、交易快捷等优势，经常上网的大学生开始从网民变为网商。那些界面人性化、交流简易化、沟通方便、更符合消费者的购买习惯和购买心理的网站，较易成为大学生创业的首选平台。

（四）O2O 模式

O2O(online to offline)是指将线下商务的机会与互联网结合在一起，让互联网成为线下交易的前台。从广义上说，只要产业链既可涉及线上又可涉及线下，就可通称为 O2O。2014 年被称为"O2O 元年"，无论是互联网公司还是传统行业公司，都宣布"进军 O2O、打造闭环"。2015 年 8 月，国家卫生和计划生育委员会（现为国家卫生健康委员会）统计信息中心主任、中国卫生信息学会常务副会长孟群在苏州召开的"2015 中国卫生信息技术交流大会暨两岸四地电子健康论坛"上提出："互联网＋医疗健康"是以互联网为载体、以信息技术为手段(包括通信/移动技术、云计算、物联网、大数据等)，与传统医疗健康服务深度融合而形成的一种新型医疗健康服务业态的总称。传统医疗模式发生了根本性变革，出现了线上与线下相结合的医疗O2O模式。

"打造闭环"，其中的"闭环"是指线上线下的资源可以实现对接和循环，具体到医疗O2O闭环则更侧重患者与医疗服务、需求与满足的有效匹配和连接。这种有效匹配和连接被称为"场景化连接"，可以分为 3 个部分：应用场景—需求对接—需求满足。

我国长期存在医疗资源相对匮乏、分布不均衡和医疗服务供不应求的问题。信息技术与现代医学密不可分，我国正积极推行"互联网＋"行动计划。"互联网＋医疗"服务模式的兴起，在重构传统医疗生态方面的作用日益显著。相信在不久的将来，我们能够有效解决群众看病难题，提升医疗护理质量，改变医疗模式现状，推动多点执业、分级诊疗、医药分离、社会办医等一系列医改政策落地。

三、网店创业存在的问题

网络交易借助互联网的优势，具有传统交易方式所不具有的优点，但与之相对应的，网络交易作为一个新事物，在发展和运用上也存在着许多隐患和弊端。

1. 制度法规仍待完善

近些年电子商务迅猛发展，但国内还处于积极探讨并且制定相关的、适合的法律来规范这种网络交易行为的阶段。在这期间，由于法律的不完善，参与网络交易的个人、企业的权益得不到及时、有效的保障，甚至有不法分子利用网络交易将其发展为经济犯罪的手段。此外，针对电子商务的税务等现行管理制度存在不少空白，当前业界对于电商税收问题也未达成一致意见，亟待政府部门出台稳妥、完善的税务管理操作办法并推动后续监管落地。

2. 准入门槛持续提高

电子商务发展到当前时期，国内市场已从蓝海逐渐进入红海阶段，竞争加剧，整体市场马太效应凸显，大型平台或企业发展愈加壮大，小微网店生存空间逐渐被压缩，而消费者不断成熟，对于产品与服务的要求不断提升，进一步拉高行业的准入门槛。大学生初创网店，面临头部企业树立的诸多壁垒以及消费者的更高要求，需要投入更多资源才能打破格局，寻得突破。

3. 宏观环境复杂多变

近年来,全球经济发展趋缓,国民消费力降低,市场出现停滞甚至萎缩的态势,政治、社会、文化、技术等各方面变化纷繁复杂且快速,对于创业企业而言,外部宏观环境存在诸多不利因素。因此,创业企业精准把握宏观环境走势,快速应对突如其来的变化,强化自身抗风险能力等一系列要求须进一步完善。

四、大学生网店创业存在的问题

近年来,我们耳闻目睹了大学生凭借自身优势在网店创业方面取得了一些成绩的案例,但是真正能够创造出巨额财富且能持续发展的还是少数。那么,大学生网店创业存在哪些问题呢?

(一)大学生创业能力不足

1. 团队合作能力不足

在大数据时代,销售数据的分析、客户体验的反馈、网页和产品广告的设计、销售计划的制订与实施等都需要一支专业的团队。只有多方合作,才能提高自身网店的竞争力。大学生团队往往在面临困难、利益分配不均时产生内部矛盾,缺乏团队凝聚力。

2. 市场开拓能力不足

在一项对宁波大学毕业生网店创业的问卷调查研究中发现,不少大学生对市场竞争没有足够认识,选择的产品早已被专业电子商务企业占据大部分市场份额;又或者在创业前期没有做足市场调研,没有充分评估市场饱和度,导致产品积压,最终惨淡收场。

(二)大学生创业素质欠缺

创业素质是指大学生创业者自身所具备的基本条件和内在要素的总和。创业教育在我国真正实施不过十几年,再加上以知识为本位的教育观一直主导着教育者的行为取向,从而导致创业教育发展缓慢,在校大学生缺乏系统的创业知识教育和规范的创业实践训练。良好的创业素质是创业成功的一个重要的基础条件,学校的创业教育也应该以大学生的创业素质教育为基础展开。

(三)网店信誉度较低

在我国,电子商务是近些年才发展起来的商业模式,由于交易双方无法面对面交易,商品无法实际看到或使用,资金的支付也是通过网上进行,因此,整个交易过程会存在一些安全问题。还有一些大学生一边完成学业一边开店创业,由于时间、精力有限,不能及时在线回复买家,导致交易记录很少,这样也很难得到用户信任。

(四)难以避免的资金问题

绝大部分大学生由于没有经济来源,开店的启动资金往往是创业时遇到的第一个难题。即便有家庭资助,也无法满足网店运营过程中的各种费用。此时一旦产品供应渠道产生货物囤积、资金滞留等情况,网店的经营将无法实现盈利模式,最终会限制网店的良性经营。

面对大学生依托网店创业的踊跃热情,高校应该积极引导大学生做好时间管理,处理好学业和创业的关系,合理安排好时间、精力。在大学生创业过程中,家庭、学校、社会等各方应给予大学生们必要的理解、宽容和支持。大学生们除了通过学校的课堂学习,也可以积极参加高校与企业、网络的各类创业竞赛,在开阔眼界的同时,也可以提高自身素质,同时积极争取良好的社会资源。

第七章 创新创业竞赛项目展示

创新创业比赛是提升学生兴趣与潜能，培养大学生创新意识、创意思维、创业能力以及团队协作精神的重要途径和有效手段。大学生通过创新创业比赛的不断磨砺，科学素养得到不断提高。

一般来说，创新创业比赛的关注点主要集中在以下 5 个方面。

（1）创新：项目在新产品、新技术、新模式、新服务等方面至少有一个明确的创新点。

（2）创意：进行了较好的、创新性的项目商务策划和可行性分析。商务策划主要是对业务模式、营销模式、技术模式、财务支持等进行的设计。项目可行性分析主要是对经济、管理、技术、市场等方面的可行性分析。

（3）创业：开展了一定的实践活动，包括（但不限于）创业的准备、注册公司或与公司合作、电商营销、经营效果等，并需要提供相应的佐证材料。

（4）策划书：提交的项目策划书应逻辑结构合理，内容介绍完整、严谨，文字、图表清晰，附录完整。

（5）路演：团队组织结构合理，分工、配合得当，服装整洁，举止文明，表达清楚，回答合理（不得有违反国家法律法规的言行）。

第一节 国内主要创新创业比赛介绍

为了鼓励、帮助、引导护理专业学生积极参与创新创业的活动，开拓思维，锤炼发现问题、分析问题、解决问题的能力，本节遴选了国内具有代表性的、护理专业学生可参与的大学生创新创业比赛，期望护理专业学生能在综合性竞赛中拓宽视野，全面提升综合素养。

一、中国国际"互联网＋"大学生创新创业大赛

中国国际"互联网＋"大学生创新创业大赛（竞赛官网：https://cy.ncss.cn）由教育部

与各地政府、各高校共同主办。大赛旨在深化高等教育综合改革,激发大学生的创造力,培养造就"大众创业、万众创新"的主力军;推动赛事成果转化,促进"互联网+"新业态形成,服务经济提质增效升级;以创新引领创业、创业带动就业,推动高校毕业生更高质量创业就业。赛事自 2015 年起,至今已举办了 9 届,2021 年全国普通高校大学生榜单内竞赛项目排行榜排名第一位。

二、全国大学生系列科技学术竞赛

全国大学生系列科技学术竞赛(以下简称"挑战杯",竞赛官网:https://www.tiaozhanbei. net)是由共青团中央、中国科协、教育部和全国学联共同主办的全国性的大学生课外学术实践竞赛,在中国共有两个并列项目,一个是"挑战杯"中国大学生创业计划竞赛,另一个是"挑战杯"全国大学生课外学术科技作品竞赛。这两个项目的全国竞赛交叉轮流开展,每个项目每两年举办一届。赛事自 1989 年起,至今已举办了 18 届,2021 年全国普通高校大学生榜单内竞赛项目排行榜排名第二位。

三、全国大学生电子商务"创新、创意及创业"挑战赛

全国大学生电子商务"创新、创意及创业"挑战赛(以下简称"三创赛",竞赛官网:https://www. 3chuang. net)是在 2009 年由教育部委托教育部高校电子商务类专业教学指导委员会主办的全国性在校大学生学科性竞赛。根据教育部、财政部(教高函〔2010〕13号)文件精神,三创赛是激发大学生兴趣与潜能,培养大学生创新意识、创意思维、创业能力以及团队协同实战精神的学科性竞赛。赛事自 2009 年起,至今已举办了 13 届,2021年全国普通高校大学生榜单内竞赛项目排行榜排名第十三位。

● 第二节 护理专业创新创业项目展示

本节介绍护理专业学生参加各级各类比赛中较为优秀的项目。各项目虽还存在着这样那样的缺陷,但是学生的创新意识、创新实践能力值得学习与鼓励。希望这些项目能给予护理专业大学生在创新创业方面以启迪。需要说明的是,由于这些项目均为此前参赛获奖的项目,个别新闻与数据稍显陈旧,但为了保持原貌,均原封不动地予以保留。

老人防摔多功能背心——您的健康小卫士

摘要:"老人防摔多功能背心——您的健康小卫士"这一项目创立于2020年初,项目产品是一件气囊式防摔背心,致力于在老人摔倒时给予其全方位和多方面的保护,在促进老年服装市场发展的同时,也提高了关于"老年防摔护理"的社会关注度。

关键词:防跌倒 老年服装 老年护理

目前我国老龄化现象和趋势不断凸显。据国家统计局统计,直至2019年末,我国60岁及以上人口为25388万人,占总人口数的18.1%,其中,65岁及以上人口为17603万人,占12.6%。此外,据世界卫生组织调查,跌伤是世界各地意外或非故意伤害死亡的第二大原因,在致命的跌伤中,65岁以上成年人所占比例最大,是老年人健康问题的重中之重。根据《"健康中国2030"规划纲要》有关内容,老年健康也被纳入了我国医疗卫生事业的关键一环。

一、项目简介

"老人防摔多功能背心"是基于老龄化趋势、老年健康问题、健康中国战略等三大主要形势下所诞生的一种多功能防摔背心,是依据人体静态体表特征和动态皮肤伸缩变化规律设计的气囊式防摔背心,具有穿着舒适、保护充分、功能多样等特点,通过上、下、左、右四个鸟翅状气囊,及时将老人在摔倒时环绕保护,同时内部配备生命体征监测及预警报警器,以防意外发生。

二、市场分析及定位

据国家统计局统计,我国已进入老龄化社会,老年人随着机体功能的退化,会出现多种慢性疾病。据测算,每年有7500万人次的老年人摔倒,摔倒几乎成为我国65岁以上老年人伤害、死亡的首要原因。

《关于老龄化与健康的全球报告》(世界卫生组织〔WHO〕)显示:前瞻性研究报道,社区老年人跌倒率为15%~26%,4%~5%的中国老年人在一年内跌倒2或3次。其中,平均44%的跌倒发生在家中,起居室、餐厅和卧室是最常见的发生跌倒的室内场所;22%~76%的室外跌倒发生在街道或人行道上。多数跌倒(59%~97%)发生在白天,农村地区老年人在白天的跌倒率(88%)明显高于城市老年人(69%),原因是在农村生活的老年人的子女迫于生存不得不外出务工。

根据以上数据和信息,做出以下分析。

(一)客户分析

主要目标客户群体中直接客户是老年人群体,间接客户是其子女、有需要的康复机构或者企业:①骨质疏松、体质较差、容易意外摔倒的老年人;②喜爱户外出行、需要安全保障的老年人;③易走失、迷路的老年人;④有一些基础性疾病,有意外发作危险的老年人;⑤为尽孝心为其父母购买产品的子女;⑥有需要保障安全的康复机构等。

(二)需求分析

积极响应世界卫生组织关于"防止老年人跌倒"的相关号召,以"防跌倒"为出发点不断改善产品,根据目前我国社会的老龄化发展趋势,迎合国家所提出的"健康中国"发展战略,使产品朝"健康"方向发展,给越来越大的老年群体提供防护服装。

(三)市场竞争分析(老年服装市场的SWOT分析)

1.老年服装市场的发展优势(S)

1)老年服装市场需求扩大,潜在消费能力增强

我国是世界人口最多的国家之一,也是老年人最多的发展中国家之一,可以说21世纪的中国老年市场是世界最大的老年市场;现代老年人也有爱美之心,购买力强劲,他们不但有稳定的离/退休工资、养老保险收入、长期储蓄的习惯,还有国家政策对老年人的利好而使他们的收入还会不断提高;老年人经济负担相对轻松,不用抚养子女,没有购房压力,如儿女孝敬,将使得他们购买力大大提升,消费能力增强。

2)劳动力成本相对低廉

服装产业属于典型的劳动密集型产业,我国劳动力资源丰富,相对其他国家劳动力成本具有一定优势;且我国中西部劳动力成本较东部低,使服装产业"西移"成为大趋势,这对尚未完全开发的中西部市场是利好消息。虽然近年来我国劳动力价格有所上涨,但和国际相比,优势犹在。

2.老年服装市场的发展劣势(W)

1)政府支持力度不够,行业管理不够完善

我国服装行业整体管理机制不完善,产品的质量标准、检测标准、定价标准、安全标准、环保标准等不统一,使得国内老年服装市场近年来出现假冒伪劣产品、产品竞相压价、侵犯知识产权等不正当竞争行为。

2)老年消费者对老年服装满意度低

尽管老年人对服装的需求较大,但他们对目前老年服装市场的整体满意度较低。老年人的消费观念日益转变,他们开始追求年轻化、个性化。调查显示,老年人对服装的颜色、款式均达不到满意。

3)老年服装不受商家重视,缺乏自主创新能力,营销力度不够

由于年龄的增长,老年人的体型多数会发生变化,老年服装用料多、尺寸不规则、工艺要求高、加工难度大、服装价格难以提升,加之老年服装设计师匮乏,使得真正愿意投身老年服装设计开发的企业寥寥无几,更不愿在营销策划上下功夫。

3.老年服装市场的发展机遇(O)

1)国民经济文化带动老年服装市场

随着我国国民经济文化的提升、人民生活水平的提高,老年人的业余生活愈加丰富多彩,体育、娱乐、健身、旅游、休闲等活动必将带动老年服装行业的需求,老年人购买力大幅提升,这些都为老年服装市场带来巨大的发展空间。

2)加入 WTO 后提供了国际竞争市场

加入 WTO 后,纺织品进出口配额取消和关税降低对我国社会经济发展带来了广泛而深刻的影响,使中国企业和国外同行能在一个比较公平的规则下竞争,商家应紧紧抓住这个契机,改革、提升和壮大老年服装产业。同时,加强国际的交流与合作,一方面,引进先进的生产技术和管理经验,推动我国老龄产业的发展;另一方面,利用中华民族文化优势,发展富有中国特色的老年服装出口。

4.老年服装市场的发展挑战(T)

1)国内行业整体竞争力弱

我国老年服装企业普遍"散、小、弱",以生产中低档老年服装为主,高档服装、服装定制等业务开展较少,企业难以形成规模化生产,致使国内老年服装行

业整体竞争力较弱。

2）国际老年服装行业竞争者涌入，竞争日益激烈

我国加入 WTO，在提供商机的同时也是对国内市场的挑战。目前，美、日、德、澳等国际知名企业纷纷看好我国老年服装市场并相继进驻。国内原材料和劳动力成本提高，行业利润减少，使得竞争更趋激烈。

3）国际贸易保护主义抬头，新贸易壁垒对市场的影响加剧

尽管加入 WTO 为我国服装业提供了机遇，但也出现了很多问题。由于我国服装产业劳动力优势明显，价格竞争力高，发达国家为保护本国相关产业，使国际贸易保护主义盛行，不少企业对发达国家的纺织服装环保标准和社会责任标准等国际标准不甚了解，也不严格按此标准进行生产和产品认证，使我国老年服装产业面临严重考验。

三、产品介绍

1.产品技术方案

产品采用一般气囊的加速度充气膨胀原理，增设生命体征（包括血压、脉搏、心率、呼吸指标等）的监测，直接连接肩部报警器，植入 GPS 定位系统，并开展基于计算机视觉的人体跌倒检测算法研究、室内环境传感器、红外技术监测、深度学习的手势识别及人体行为识别算法研究、加速度传感器（3 轴/6 轴/9 轴/气压传感器）测算等，以此检测人体是否跌倒，一旦发生这样的意外，产品将自动启动肩部报警器，数据显示于显示屏上且自动生成数据发送到子女手机上。

2.产品特色

（1）针对老年易跌倒群体，基于人体在意外伤害中肢体受损的调研数据，分析人体意外受伤部位的特征和频率，设计一款可以实施全方位保护的产品。

（2）功能完善，可实时监测生命体征，如有异常及时警报。

（3）建立一个较为系统的功能服装设计研究思路，整合目标群体为老年人这一特征，特别增加 GPS 定位系统，提供防走失功能。

该产品从人体静态体表特征和动态皮肤伸缩变化规律进行结构设计，具有穿着舒适、保护充分、功能多样等特点。本产品的创新性在于背心中内置气囊，可在意外发生时弹出，对人体实施全方位保护；同时增设生命指标监测仪器以及肩部报警器，配备 GPS 定位系统装置，其所有设备都可单独拆卸，方便检修，

并与子女手机联网同步数据,预防意外情况发生。此外,考虑到大众的接受程度,产品还从服装的时尚性以及着装舒适性的角度出发,采用里外三层、可拆卸的组合结构,最里层采用亲肤的纯棉保暖布料层,中间层为前身气囊层,外层为耐磨夹克外壳层,在中间气囊层与纯棉保暖层之间加一薄层,可根据季节的冷暖装卸保暖层,使功能性和美观性相结合。

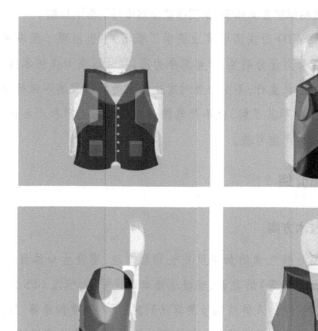

图7-1　产品设计三维图

四、商业模式

与日常服装相比,本产品具有御寒、遮羞及美化的功能,更为重要的是为特定群体"量身定制",因此,营销时应联合医院、养老院、社区等医疗服务点及互联网,线上线下展示本产品的功能与特色。

1. 建立与医疗服务点的合作,实现"锁钥接触"

"老人防摔多功能背心"气囊式防摔服首先针对目标人群(易发生或已发生跌倒患者),进行锁和钥匙配对,实现每一件服装的穿戴与患者匹配,通过收取一定费用,让目标人群试穿感受穿戴期间的防摔功能和预警功能,可以有效在治疗期间避免二次伤害,在日常生活中预防伤害的发生,提高患者对防摔服的信赖,增加患者的购买欲望。

2.与品牌线下实体店合作,重点围绕客户体验

服装品牌线下实体店加强体验性越来越成为不可逆的趋势。

(1)通过生活方式体验店模式,保持体验营销的零售准则,更有吸引力地体现"老人防摔多功能背心"的功能,引起有孝心儿女的好奇心,尝试性地接触或购买。

(2)与品牌线下实体店合作可以保持高的品牌溢价能力,通过客户群体的亲身反馈,持续进行以目标顾客为导向的产品优化与创新,保持与同类服装的核心竞争力,占据市场份额。

3."产品＋销售"融合

"老人防摔多功能背心"拥有自身的优势和特色,已获得产品专利,而医疗器械公司拥有行业内的销售渠道和门路,两者合作,利用各自的优势"强强联合",有利于打开市场。

五、营销策略

1.现行营销策略的分析

(1)线下商超终端:寻找大型超市作为销售渠道进行零售。

(2)线下直营品牌店:融展示、科普、销售为一体。

(3)线上互联网销售模式:如在电子商务平台上开设自营网店进行销售。

2.现行营销策略的改进

针对我国老年群体这一特殊的市场,我们建议在线下商超终端的基础上,寻找大型超市作为销售渠道进行零售,通过受众群体的广泛接触使其对产品产生兴趣,以此逐渐扩大,开展线下直营品牌店,融展示、科普、销售为一体,做大、做好口碑与产品形象。依据互联网时代的便利,创建线上互联网销售模式,如在淘宝、京东开设自营网店,进一步扩大客户群体,打开市场。

六、财务分析

财务支出表见表7-1。

表7-1 财务支出表

开支项目	预算经费/元	主要用途
前期投入	1500	构建产品结构与功能的设计图
研发费用	12000	购买气囊装置、报警装置、指示灯、各种生命体征测试装置、GPS定位装置等
宣传推广	800	宣传推广产品
专利申请	1500	申请产品专利
其他	8000	购买衣服材料、针线等
预算经费总额	23800	购买气囊装置、报警装置、指示灯、各种生命体征测试装置、GPS定位装置等仪器,以及衣服材料、针线等物料、设备与研发等的总投入

七、风险分析

（一）风险预测

1. 市场竞争风险

本产品在国外起步相对较早,近年来国内市场也有类似产品的研究和生产。目前,美、日、德、澳等国际知名企业纷纷看好我国老年服装市场并相继进驻。国内原材料和劳动力成本提高,行业利润减少,使得竞争更趋激烈。

2. 财务风险

从产品设计到产品生产需要一条完整的生产线,势必要有资金支持,后续还要根据产品的功能有效性、受众群体的接纳性和市场的需要性进行产品的优化,相应地也有资金支出。

（二）风险控制

1. 市场竞争风险控制

迎合受众群体的需要,结合产品本身的优点,通过品牌效应,不断地优化产品,使其在市场上得到大众的喜爱和接受,立足市场。

2.财务风险控制

严格控制资金输出,避免不必要的开支,将有限的资金运转到经营的关键处,及时记录资金进出情况,定期核对账本。

八、点评

此项目获得2020年"大学生创新创业训练计划"项目上海市立项资金支持,获得第六届中国国际"互联网+"大学生创新创业大赛上海赛区选拔赛(高教主赛道)三等奖,第五届"汇创青春"上海大学生文化创意作品展示活动产品设计类三等奖等荣誉。

项目从护理专业的角度出发,从常见的老年人跌倒护理中萌发创意,运用SWOT分析法对现有的市场竞争情况进行初步分析,设计出能够满足老年人需求的防跌倒产品。作为创意类的项目,因为大学生对财务分析、风险分析等相关内容没有进行系统的学习,略显不足。

康手宝——智能防颤康复辅助勺

摘要:在中国脑卒中人数日益增长的背景下,康手宝项目团队经调研后对市场上防颤勺子存在的不足进行了改良和创新。康手宝主要帮助使用者克服静止时手抖、运动迟缓、肌强直手部难平衡的症状,以及解决进食过程中由于手部抖动而导致抓握勺子困难问题。康手宝以帮助使用者在安全健康高效的情况下提高其自理能力为主要目的。

关键词:智能 防颤 辅助勺

一、项目简介

本产品在初期调研阶段走访了一所养护院、两所医院、两个社区,根据在以上区域所做的随机抽样调查结果,本项目团队总结手部功能障碍人群存在以下问题:①手部力量不稳导致进食困难;②温度感知减弱导致食管、咽喉等烫伤;③产品贴合度低。

团队对国内外智能勺进行对比,发现其存在的问题如表7-2所示。

表7-2　国内外智能勺对比

产品名称	普通辅助勺	现有国内智能辅助勺	现有国外智能辅助勺
存在问题	①价格低廉 ②易损易坏 ③功能单一	①价格高昂 ②功能单一 ③效果不佳	①价格高昂 ②功能单一 ③无销售渠道(未开发)

根据以上调查结果,本项目团队研发了可供解决以上问题的新型实用产品——"康手宝"智能防颤辅助勺(现已申请专利,图7-2和图7-3),可根据使用者自身经济情况、功能需求等具体情况提供稳定安全的进食条件,帮助使用者在生理上克服手抖无法进食、食物过热导致烫伤以及手部握力辅助康复等问题,帮助其独立进食,在心理上维护使用者的自尊心和自信心。在此基础上,也减轻了照顾脑卒中以及相关手部功能障碍人群的家属、医护人员以及相关机构的负担。

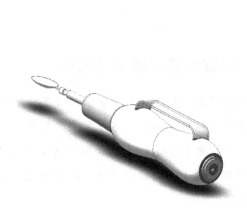

图7-2　产品图

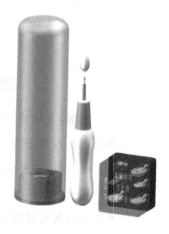

图7-3　产品与产品周边

二、市场分析及定位

(一)市场需求

消费者对于市场目前销售的智能勺子的功能设置存在一定的意见:勺子功能单一,由普通勺子稍加改进而来的传统医用康复辅助勺一般只有一个功能方面得到了很好的加强,很多功能相较普通勺子并没有太大改变;并且改变勺子形状只能辅助患者进食、方便患者用餐,没有针对手指的训练,不具备促进患者康复的作用,无法解决因为手的抖动撒落食物的问题。同时,勺子的蓄电以及续航能力较弱。

(二)市场发展背景

1.《"健康中国2030"规划纲要》的需要

《"健康中国2030"规划纲要》提出,以提高人民健康水平为核心,以体制机制改革创新为动力,以普及健康生活、优化健康服务、完善健康保障、建设健康环境、发展健康产业为重点,把健康融入所有政策,加快转变健康领域发展方式,全方位、全周期维护和保障人民健康,大幅提高健康水平,显著改善健康公平,为实现"两个一百年"奋斗目标和中华民族伟大复兴的中国梦提供坚实健康基础。

重视康复治疗对医疗来说是下一个突破口。世界卫生组织把功能障碍人数占总人口的比例,从十年前的10%提升到现在的15%,也就是说中国14亿人口中就有2亿人口存在功能障碍,其中包括老年人、残疾人和慢性病患者三类康复患者。预计2022年,中国康复市场将达到1000亿。

为贯彻落实《"健康中国2030"规划纲要》,健全治疗—康复—长期护理治疗链,针对市场上康复产品的不足之处,本产品将聚焦脑卒中康复期、帕金森等患者(他们因手抖而导致进食困难、影响日常生活),帮助此类人群,尽可能恢复自理能力,提升生活质量。

2.脑卒中现状

以出现手部障碍症状最常见的疾病——脑卒中为例,据流行病学调查,脑卒中死亡率居疾病谱的第三位,手部致残率逐步上升,现已居疾病谱第一位,50%以上的脑卒中患者病愈后出现严重后遗症。这些患者基本上无法顺利地自主进食,手部功能障碍导致患者生活质量降低。患有手部障碍疾病的患者通常表现为手抖、握持不稳。手抖通常是静止性颤抖,频率一般为4~6Hz,抖动的频率和幅值随着病程发展而变化。所以,患者在进食或饮水时,因无法保持食物相对口腔的静止,将无法正常进食,从而严重影响患者的生活质量,给其生活起居造成了巨大的负面影响。(文献摘自《面向脑卒中患者手功能康复产品设计研究》)

(1)发病率高:据统计,我国有1242万患者存在手部障碍,无法完全或部分生活自理。我国脑卒中发病率处于持续上升阶段,中国国家卒中筛查数据显示,我国 40~74 岁人群首次脑卒中标化发病率由 2002 年的 189/10 万上升到 2013 年的 379/10 万,平均每年增长 8.3%。根据国家卒中流行病调查(NESS - China),2013 年我国居民脑卒中发病率为 345.1/10 万,年龄标准化发病率为 246.8/10 万。GBD 数据显示,2016 年我国缺血性脑卒中发病率为 276.75/10 万,出血性脑卒中发病率为 126.34/10 万,如图 7-4 所示(数据源自《中国脑卒中防治报告(2019)》)。

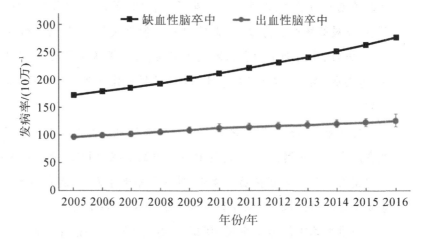

图 7-4　2005—2016 年中国脑卒中发病率

(2)患病率高:与脑卒中发病率相似,我国脑卒中患病率整体呈上升趋势。GBD 数据显示,2016 年我国缺血性脑卒中患病率为 1762.77/10 万,出血性脑卒中患病率为 406.16/10 万。根据"脑卒中高危人群筛查和干预项目"数据,40 岁及以上人群的脑卒中标化患病率由 2012 年的 1.89% 上升至 2016 年的 2.19%,由此推算我国 40 岁及以上人群脑卒中现患人数达 1242 万。

(3)复发率高:中国国家卒中登记对 2007—2008 年首次发生缺血性脑卒中的 7593 例 18 岁及以上患者进行调查,结果显示,在 3 个月、6 个月和 1 年的卒中复发率分别为 10.9%、13.4%、14.7%。对 2639 例成年急性缺血性卒中患者的研究结果显示,首次脑卒中后 1 年的复发率高达 17.1%。[数据源自《中国脑卒中防治报告(2019)》]

(4)经济负担大:《2017 中国卫生和计划生育统计年鉴》数据显示,我国 2005—2016 年出血性脑卒中与缺血性脑卒中的出院人数及人均医药费用均呈增长态势,尤其是缺血性脑卒中住院患者人数呈爆发式增长。2016 年我国出血性脑卒中与缺血性脑卒中患者住院人均费用分别为 17787、9387 元,相比 2010

年分别增长 61.4%、31.4%（图 7-5）。

基于以上对我国脑卒中现状的分析,本产品通过调查问卷对相关患者进行产品需求调研(调研内容为:平时所用康复道具及对理想产品的需求),进而决定将以何种形式、具备何种功能开展我团队产品的研究;从何种角度切入产品的周边配套设计,以最大限度地满足用户的需求。本团队旨在深入挖掘市场需求,打造契合患者痛点、满足患者自理能力的勺子,来达到满足患者自我进食需求的目的。

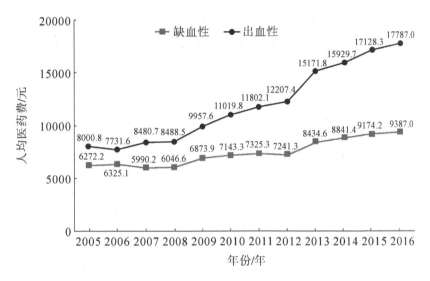

图 7-5　中国 2005——2016 年出血性脑卒中与缺血性脑卒中住院患者人均医药费

3.心理需求

脑卒中患者会出现中枢性瘫痪、周围性瘫痪、偏瘫和失语失用等后遗症,手指关节和手腕部的灵活度、精确度减低,并且出现痉挛、抖动等情况。因此,在手部康复训练的早期阶段、康复训练的力量强化阶段、康复训练的精细训练阶段,患者都需要在医师的指导下使用医疗仪器,并且无法自主完成康复训练。

脑卒中患者因为对自身的状况感到不满和对病痛带来的伤害感到焦虑,会出现负面情感,如多疑、敏感、自卑、抑郁、易怒等。因生理出现的障碍带来的不便利,无法像正常人一般交流与行动,还需借助其他人的帮助进行日常活动,会对患者的自尊造成打击。脑卒中患者多为老年人,在思维上的灵活度和推理能力、记忆力都不如年轻人,在创伤中恢复时间比较长。患者在康复训练中也是如此,会出现反感、厌恶、排斥等心理。

身体其他部位功能障碍也会影响患者进行正常的行为操作,因此,应对患者开展阶段化手部康复训练。在康复训练中,操作过多或操作烦琐的训练器材对于患者自主训练的难度大,这就需要有简单有效、容易操作的设备来帮助患者。通过有趣的交互,使患者摆脱枯燥乏味的机械训练,积极主动投身于有效的康复训练。(文献改编自:《面向脑卒中患者手功能康复产品设计研究》)

因此,本产品在设计时充分考虑患者的自身生理状况与心理状况,考虑怎样减少患者在使用中的自卑、挫败、焦虑等负面情绪。设备主要功能是减少患者的不便和困扰,帮助患者逐渐康复,重新回归正常的生活。在设计中应用同理心去了解、感受用户的心理需求、思维方式,带给患者安全、贴心、舒适等良好的使用体验,从而做出对其生活真切有效的帮助。为了满足患者的生理、心理方面需求,产品设计充分考虑设备的易操作性、亲和性、安全性,注重患者与设备的交互性,使其积极主动参与到康复训练中。

(三)宏观环境分析(PEST 分析)

1. 政策环境

由于人们对康复医疗的需求巨大以及通过康复治疗可以大幅提高生活质量等,近年来国家对康复医疗的重视程度越来越高,不断出台相关政策来支持康复行业的发展。

(1)鼓励社会资本办医:政府鼓励、支持社会资本进入康复医疗服务领域,鼓励社会资本举办高水平、规模化的大型医疗机构或向医院集团化发展。

(2)加快三级康复医疗服务体系的建立:2011 年,《卫生部办公厅关于开展建立完善康复医疗服务体系试点工作的通知》文件中确定了北京市、黑龙江省等 14 个省、区、市开展建立完善三级康复医疗服务体系试点工作。

(3)加大医保报销力度:新增 20 项康复项目纳入医保支付范围,使基本医保康复报销范围从 9 项扩展至 29 项,所增加的项目涉及肢体残疾康复、精神残疾康复、言语残疾康复、听力残疾康复等多个康复领域。

政策上的支持给康复产品提供了一定的保障,政府鼓励康复项目的发展给医用康复辅助勺——康手宝提供了平台与机会。

2. 经济环境

近年来我国卫生总费用显著上升,医保覆盖率逐步提升将刺激医疗服务需求,使康复服务受益。2018 年我国卫生费用达到 5.8 万亿元,同比增长 10.27%,我国卫生费用占 GDP 的比重持续提升,2018 年达到 6.39%。卫生费用保持稳定增长,为医药行业的持续发展提供保障,为医用康复辅助勺的推广创造了良好的环境。

3.社会环境

伴随着国民经济的快速增长,人们的健康意识逐渐增强,对自我诊断和保健的诉求得到释放。我国患有手部障碍疾病的人群极多,且年龄越大风险越高,仅40%的手功能障碍患者能够康复。一周内手无主动活动的患者康复到6个月时,仍有80%的患者不能恢复实用手。手功能障碍的康复困难给了医用康复辅助勺机会与挑战,同时也提供了市场需求。

4.科技水平

随着我国科学技术的不断发展,康复医疗器械功能日益强大。目前,有语音、大数据测量、拉力稳定等新型信息技术,同时也有柔性材料、石墨烯等新型材料技术。技术的发展给医用康复辅助勺提供了一定的技术支撑,促进了功能的完善,提高了产品的性能与安全性。

(四)竞争环境分析

1.主要竞争对手分析

主要竞争对手分析见表7-3。

表7-3　主要竞争对手分析

产品名称	产品性能	价格/元	缺点
国内某智能防抖汤勺	方便有手抖症状的患者进食	1300~2000	功能单一,价格昂贵,实际应用效果较弱,电池续航能力差
国外某智能防抖勺	智能防抖,使用可充电电池	1700~2000	功能单一,价格昂贵,国内无正版销售,续航能力不强
老年人助食康复防抖勺	防抖,使用方便	20~50	功能单一,防抖功能不明显,质量一般

2.间接竞争对手分析

间接竞争对手分析见表7-4。

表 7 - 4　间接竞争对手分析

医用辅助勺名称	产品性能	技术	价格/元	消费满意度
日本可弯记忆勺	耐热 120℃。辅助脑卒中,帕金森患者自主进食	采用 18—8 不锈钢发泡聚丙烯材料,达到记忆功能	158	五星好评
智能防抖汤勺	方便帕金森等有手抖症状的患者进食	无线充电,智能系统连接 App,智能检测器减振	2599	好评
称重勺子	精确测量重量,帮助控制饮食	杠杆结构,应力片产生电信号,纽扣电池	40～100	中等评价,用户对充电不太满意
测温勺子	精准测量食物温度并提示,防止烫伤	不锈钢,硅胶,塑料	100～400	评价较好,用户对产品质量较为满意

(五)市场发展前景分析

1. 市场定位

此产品主要针对手部障碍患者,如静止时手抖、运动迟缓、肌强直的手部难平衡患者及进食过程中由于手部抖动而导致抓握勺子困难的人群。主要消费者人群分布于老年人、残疾人以及慢性病患者。此类人群使用勺子进食的情况较多,同时注重自己手部的康复,随着社会经济的发展,对于医用康复辅助勺子有一定的需求与购买力。

(1)市场容量(规模):我国对于康复有需求的潜在人群数量巨大,预测总人口为 1.7 亿,按照 500 元/(人·年)计算,我国康复事业潜在市场规模超过 850 亿。

(2)消费者行为:手部障碍人群,使用勺子进食的情况较多,同时注重自己手部的康复,对于便利性康复辅助勺子有一定的需求与购买力。

(3)市场机会:国内医用康复辅助勺存在很大的空白,但随经济以及医疗的发展,对于康复产品存在很大的需求,当今的科技水平也在飞速提高,为此款勺子提供了市场机会。

2. 发展趋势

(1)初创期:对于初始产品,采取定点投放产品的策略,通过个性化定制、产品交互体验,利用互联网分析用户行为,再根据定点用户的反馈,改进产品质量,调整产品价格,并在此基础上,逐渐扩大投放区域。

(2)成长期:在更大的范围内投放产品。团队将通过已投放的产品以及收到的用户交互体验数据,从共同需求出发进一步研制、更新、升级产品,扩大面向人群、用户年龄段,在关注消费者反馈、及时做出调整的同时,寻求商机进行融资等。

(3)成熟期:产品质量基本改善,价格稳定,在市场上占据一定的地位,能够在市场竞争中有一定的优势。

(4)发展增长期:生产产品的附带商品,发展产品配套设施,形成产业生态,并且对于产品质量做更深一步的研究,尝试通过用户交互数据进行升级,使得用户体验更加友好,形成一定的用户黏性,提高产品未来的性能。

三、产品介绍

(一)产品设计思路

智能防颤康复辅助勺主要针对患有手部障碍疾病的患者,如脑卒中、帕金森、偏瘫患者等。通过减震维稳,帮助使用者克服静止时手抖、运动迟缓、肌强直手部难平衡症状,以及进食过程中由于手部抖动而导致抓握勺子困难的问题。同时,柔性测温系统、模块化产品定制两大功能,满足与贴合使用者在功能上的需求以及使用体验,提升使用者自主进食、手部功能锻炼的依从性,帮助使用者尽快康复。

(二)产品主要功能

"康手宝"智能防颤康复辅助勺是本项目团队调研后针对市场上现有康复辅助勺的不足进行了改良、优化和创新,为解决市场上康复勺子稳定性差、无测温系统、功能单一、续航不足等问题所创新设计的一款多功能的防颤康复辅助勺。

本项目的最大创新点在于产品减震维稳能力强大,帮助使用者握住勺子实现自我进食的目的;配有柔性测温贴片,可测得食物温度,再通过勺子中段环状LED颜色的变换以示提醒,防止使用者由于食物过烫导致烫伤;模块化产品定制,可满足用户不同的需求,同时产品配有手部康复训练系统,根据患者需求推荐康复训练教程。产品配件运用磁吸充电,保障用户安全。产品外观采用优美的乳白色流线型,给用户美的感受。

（三）创新亮点

本产品具有减震维稳结构、食物温度颜色提醒系统以及模块化定制设计。首先，通过多重减震且勺端可维持水平的功能，有效解决用户手部抖动导致的进食困难。其次，通过环状 LED 颜色变换来提醒用户食物的温度，防止在进食过程中产生不同程度的烫伤。最后，用户可通过选配不同种类、尺寸的磁吸勺头、口腔护理棒固定装置、智能风干消毒系统、磁吸充电底座、手柄凝胶（增加舒适度）、按摩颗粒等配件，个性化定制出最适合自身情况的康手宝。

1. 减震维稳

产品内部配备有电磁环和永恒磁铁，通过同性相斥原理大幅减震，再利用弹簧辅助减震，有效控制以脑卒中为代表的手部障碍患者手部抖动以及握力不稳问题，从而以产品本身解决由于此类问题产生的进食困难。产品中添加水平模块和陀螺仪，使得勺端可以保持勺柄在左右旋转 180°或前后旋转 90°后勺子依旧可以维持正面向上。

2. 柔性测温系统

由勺头的柔性测温条测得食物温度，通过勺子中段环状 LED 颜色的变换，来防止用户在进食过程中产生不同程度的烫伤，保障用户的安全问题。

食物温度为 38℃~45℃时 LED 将显示为黄色，提示：温度偏高，但不会造成烫伤，建议稍等片刻。食物温度为 0℃~37℃时，LED 显示为绿色，提示：可立即食用，适于品尝。

3. 模块化产品定制

康手宝针对不同患者的需求，提供个性化定制服务。

（1）进食模块：根据用户口腔容纳食物的多少不同，选择不同大小的配套勺面。

（2）康复模块：根据用户手部握力等级的不同，本产品提供大、中、小三套手柄，含有配套的专业的康复训练测试、语音系统的提示测试。如果用户具有医生开设的专业握力测试等级医嘱（手的肌力分级以百分率表示，分六级：0 级表示肌力为 0，1 级表示肌力为 10%，2 级为 25%，3 级为 50%，4 级为 75%，5 级为100%），患者可定制完全符合自身握力大小的手柄。为方便某些上肢有障碍患者，本产品设计了可拆卸的手托，可以配合康手宝的使用，使患者达到独立吃饭的目的。康手宝搭载手部康复训练系统:①康复训练测试。产品本身具有专业的康复训练测试,根据使用者的不同需求,以及手部握力级别的不同,提供个性化定制专业康复训练。②康复按摩。由于手部屈肌腱、正中神经与尺神经会影响手部握力,而手部穴位众多,康手宝的智能系统会根据用户的不同特点,通过语音告诉用户按压的具体方位并通过康手宝手柄表面的凸起颗粒进行按压,凸起颗粒可对患者手部穴位进行刺激以达到按摩养生的效果。③清洁模块。根据用户的需求,如长期卧床老年人的口腔细菌滋生问题,将提供定制化的口腔清洁器套装,帮助老年人清洁口腔,防止坠积性肺炎发生。

四、商业模式

线下,项目团队已与上海市 85 家卫生服务中心签订产学研合作协议,组建产学研联盟,卫生服务中心协助推广康手宝产品,康手宝则独家收集手部康复所需数据,为卫生服务中心康复师进一步制定康复策略提供重要依据。

线上,项目团队在各电商平台、微信公众号以及合作伙伴心照顾平台上设立店铺,扩大销售渠道,方便用户进行购买。为保障用户作为消费者的合法权益,我们采用顺丰寄件并且购买运费险,尽力保证产品完好地送达用户手中。同时,康手宝提供完善的售后服务,力求让每一位用户满意。

项目团队也从不忘反哺社会,团队会与所携手的社区点以及合作企业共同为弱势群体免费提供产品以及相关服务,回馈社会。通过康手宝微信公众号的推文等形式,向民众普及正确科学的医疗知识。同时,康手宝注重用户想"自立"这一情感,为用户提供优质的生活品质,提高用户生活满意度。

五、营销策略

(一)价格策略

基于对康复产品与现有辅助勺的市场需求调研,制定合理的价格。在保证质量的前提下,通过价格优势,迅速抢占市场份额;再经过产品的不断升级改进以及个性化定制服务,提高销售价格。

(二)促销策略

1.市场促销

(1)医用康复类市场:与各大医院进行实地推销,与医院的医疗器械部门沟通协商产品准入,与医院的行政部门协商海报宣传等。在一些医疗康复器械商店上架或在医院设立试用点,提供免费体验的服务并同时收集试用者和医护人员的意见和建议,以便后期加以改进。针对医疗市场,本产品希望能与政府合作,从而获得肯定与支持,增加在医疗市场例如各大医院的销售概率。

(2)租赁市场:推出扫二维码租赁业务,可供有短期需求的患者使用。

(3)实体店专柜类销售:精准定位于销售地点进行健康科普。在医院、养护院、康复院等手功能障碍人群常去的地方进行专业建议、专人推销或设立智能康复辅助勺专卖店,并提供送货上门服务等。

(4)线上平台销售:本产品将利用好现今互联网大时代给予产品的更多机会,将产品与互联网相结合,运用目前最为流行的网络模式进行销售,例如电商直播平台,淘宝、京东、小红书等购物平台,微博、抖音、微信公众号商务推广等。

(三)品牌公关

1. 包装产品代言人提升产品形象

手功能障碍人群由于手这一重要器官的功能缺失,以及社会、家庭角色缺如等,难免会产生自卑、沮丧、绝望等情绪。推销人员应采取耐心、积极、乐观向上的态度进行演示、解答、保证、劝说,使手功能障碍人群在看到产品能够帮助他们解决问题、克服困难的同时,感受到被关爱所带来的正向积极的影响,从而消除他们的顾虑,接受产品。

2. 媒体宣传

通过媒介宣传、陈列展览等方式向社会公众展示公司为手功能障碍人群服务的迫切愿望,树立公司尊重手功能障碍人群、关爱手功能障碍人群的良好企业形象,维护与消费者的良好关系。推广广告的主题应尽量体现手功能障碍人群通过积极康复后在社会中的存在价值,维护手功能障碍人群的自尊,体现社会人文关怀;广告也要抓住手功能障碍人群的消费心理特点。

(四)售后服务

(1)利用团队内成员专业的医学知识(护理、健康、养生或康复等方面——护理学专业人才,器械设计与制造方面——医疗器械专业人才,智能控制部分——机械工程设计专业人才),为顾客提供免费的慢病管理咨询服务以及健康养生常识普及,收集顾客对产品的反馈,倾听顾客对产品的建议和其他需求,以便于产品改进。

(2)质保期内提供免费维修、产品零件的更换与零售服务。质保期后,按照成本价处理售后事宜。

（五）渠道策略

(1)由于现今市场与消费者对产品价格较敏感,本产品通过筛选,选择合适的分销渠道来减少成本。在项目初期,本产品将与一些非营利性机构,如养老院、养护院、康复院、小区进行产品的推广使用。护理与健康管理学院在上海有50多家社区实习点并且一直保持着融洽的关系,其可提供产品投放和定期的走访,在社区开展"手功能障碍人群关爱计划",走进他们身边,帮助他们了解产品,进行亲身体验,与他们实时沟通,实现试用推广、租售和及时反馈。消费者可以初期提交试用申请书进行试用,项目团队会在一定时期后收集使用感受与评价,综合各方意见对产品升级改良。

(2)由于市场的广阔,团队将在运营成熟后,加强经销商和销售网络的建立。项目团队将合理、公正地筛选经销商与合作方,进行产品的大面积推广,让更多消费者能够方便地购买到产品。①构建智能康复辅助勺质量信息管理系统,实现质量信息数字化和显性化管理。②若智能康复辅助勺出现技术、质量问题,严格按要求召回并对产品进行改进。定期组织用户反馈,促进产品迭代升级。

六、财务分析

（一）财务假设

(1)以公司为会计主体,以持续经营为前提,以公历 1 月 1 日至 12 月 31 日为一个完整的会计期间。

(2)发展初期公司无并购能力,无须准备合并报表。

(3)本公司属于大学生创业,享受"两年免征所得税"的税收5优惠政策。

(4)从第三年开始,企业所得税适用税率为 25%。

(5)按税后利润 10% 的比例计提法定公积金,提取 10% 的任意公积金。

(6)企业前五年不分红,预计第五年起按净利润的 30% 分红。

(7)2020 年央行金融机构一年期贷款基准利率为 4.35%,取 4.35% 为折现率。

（二）产品个性化定价表

产品个性化定价表见表7-5。

表7-5　产品个性化定价表

物品	数量	价格/元	附加	价格/元
裸机	1	435	防颤功能,转向手柄	635
感温功能裸机	1	512	（原基础上）	712
握力测试功能裸机	1	621	（原基础上）	821
大数据功能裸机	1	756	（原基础上）	956
特定功能勺	1	11	全套勺	60
充电底座	1	54	磁吸接口	86
口腔护理夹	1	25	—	—
勺盒	1	27	—	—

（三）利润表

利润表见表7-6。

表7-6　利润表

项目/年份	2020年	2021年	2022年
一、营业收入	655000	1310000	2620000
减:营业成本	(248000)	496000)	(992000)
财务费用	(90000)	(200000)	(315000)
管理费用	(180000)	(240000)	(300000)
销售费用	(50000)	(75000)	(80000)
二、营业利润	87000	299000	933000
加:营业外收入	0	0	0
减:营业外支出	0	0	0
三、利润总额	87000	299000	933000
所得税费用	0	0	(233250)
四、净利润	87000	299000	699750

（四）现金流动表

现金流动表见表7-7。

表7-7　现金流动表

项目/年份	2020 年	2021 年	2022 年
一、经营活动产生的现金流量：			
销售商品、提供劳务收到的现金	655000	1310000	2620000
购买商品、接受劳务支付的现金	(248000)	(496000)	(992000)
支付给职工以及给职工支付的现金	(230000)	(315000)	(380000)
支付的各项税费	0	0	(233250)
经营活动产生的现金流净额	177000	499000	1014750
二、投资活动产生的现金流量：			
出质固定资产、无形资产和其他长期资产收回的现金净额	0	0	0
购置固定资产、无形资产和其他长期资产支付的现金	0	0	0
投资活动产生的现金流量净额	0	0	0
三、筹资活动产生的现金流量：			
吸收投资收到的现金	600000	600000	500000
取得借款收到的现金	300000	300000	0
偿还债务支付的现金	(99996)	(99996)	(99996)
筹资活动产生的现金流量净额	800004	800004	700004
现金变动总额	997004	1299004	1714754
期初现金余额	0	997004	2276008
期末现金余额	997004	2276008	3990762

（五）资产负债表

资产负债表见表7-8。

表7-8　资产负债表

项目/年份	2020 年	2021 年	2022 年
资产：			
货币资金	997004	2276008	3990762
应收账款	10400	23000	28900

项目/年份	2020 年	2021 年	2022 年
固定资产	53000	188000	260000
资产合计	1060404	2487008	4279662
负债及所有者权益：			
应付账款	5494	208	517462
应付职工薪酬	20000	40000	40000
短期借款	0	200000	80000
长期借款	300000	300000	600000
负债总计	325794	340208	1157462
实收资本	600000	1200000	1700000
资本公积	46922	189360	304440
留存收益	87688	757440	1975200
所有者权益合计	734610	2146800	3122200
负债及所有者权益	1060404	2487008	4279662

六、融资计划

(一) 资金来源

公司注册资本 150 万元。我们将采用内源融资和外源融资的方式。其中五位主要创业团队成员提供 60 万，占总股本的 40%；向上海大学生创业"天使基金"提出贷款申请，申请 30 万，占总股本的 20%；其余 60 万打算引入风险投资入股，以利于筹集资金和化解风险。股本结构如表 7 – 9 所示。

表 7 – 9 股本结构

股本结构	成员出资	天使基金	风险投资
金额/万元	60	30	60
比例/%	40	20	40

在创业初期，资金主要用于平台的宣传及推广，后续投入资金主要用于平台的持续经营、市场开拓和广告宣传等，以及平台自身的更新和维护。

(二) 费用支出

费用支出见表 7 – 10。

表 7 – 10 费用支出

项目	2020 年	2021 年	2022 年
差旅费	25000	30000	40000
办公场所租金及支持费用	0	50000	100,000
研发配置设备	0	15000	25,000
研发耗材及试制	0	20000	30,000
IT 设备折旧	0	0	15,000
生产采购成本	248000	496000	992000
营销及市场推广费用	15000	20000	30000
行政及管理费用	10000	30000	35000
产品注册及法规咨询	30000	20000	15000
其他费用	10000	15000	25000
合计	338000	696000	1307000

七、风险资本退出方式

风险资本退出方式主要有四种:公司上市、对外出售、MBO、资产清算。

(一)公司上市

如果本公司经营业绩足够好的话,可考虑资产重组改制,达到上市条件时可在市场上市。上市后可以弥补公司的资金不足问题,继续扩大公司规模,拓宽筹集资金的渠道,实现企业价值的最大化,并保持本企业的独立性。

(二)对外出售

如果本公司经营状况不好,将考虑出售本公司,使其成为并购目标,被有实力的公司购买。通过出售,快速地将风险资本撤除风险企业,以显示资本保值增值。可考虑出售的方式,具体分为两种。

1. 一般收购

随着企业发展到成长期后期,公司的成长空间增大,其价值随之激增,风险投资家可借此机会将股份转卖给其他企业,完成退出。在平时的经营活动中寻找有实力的买家,并保持良好的关系,争取在一般出售方式下能够使风险资金获得好的收益。

2.第二期收购

公司通过中介机构对公司的盈利能力、发展前景等进行判断,将股权转让给另一家风险投资公司,由其接手第二期投资。风险资本并没有从风险企业中撤出,转换的只是不同的风险投资者,以保证公司不会受到撤资的冲击。

(三)MBO

MBO(Management Buy-Outs,管理层收购),具体是指公司的经理层利用借贷所融资本或股权交易收购本公司的一种行为,从而引起公司所有权、控制权、剩余索取权、资产等变化,以改变公司所有制结构,使企业的经营者变成企业的所有者。考虑到本公司是一家技术含量较高的企业,核心技术人员的作用举足轻重,此种方法可变通为管理层与核心技术人员收购。

(四)资产清算

在公司未来收益前景堪忧的情况下,本公司可能考虑资产清算或破产的方式。

八、点评

学生从在老年护理院的见习中,发现了老年人因手抖撒落食物的问题,萌发了研发防抖勺子的创意。学生针对脑卒中人群进行了较为详尽的分析,对市场背景、宏观环境分析、市场前景分析、营销策略等项目的各个环节进行了阐述。该项目如能落地,将为手部功能障碍患者带来福祉。

该项目进行了多校多专业的融合,护理学专业和金融学专业学生共同完成了产品设计和财务分析等模块。通过多领域的互相协作,提升了项目的质量和专业度。

"晨风护眼"——医用多功能防护眼罩

摘要:"晨风护眼"——医用多功能防护眼罩项目经调研后,对市场上医用防护眼罩存在的不足进行改良和创新,定制个性化的医用防护眼罩,旨在打开创新型医用防护眼罩新市场。

关键词:眼罩 个人防护 防雾

一、项目简介

"晨风护眼"——医用多功能防护眼罩是项目组经调研后,对市场上医用防护眼罩存在的不足进行改良和创新,主要使用对象为医院内一线医务工作者和防疫场所中的一线工作人员。"晨风护眼"——医用多功能防护眼罩较好地解决了目前市场上防护眼罩密封性不足、防雾性不够、清晰度不佳、耐磨性欠缺、舒适度欠佳的问题。项目的最大创新点在于将眼罩的特色功能进行模块化处理,将各功能设计为可拆卸部分,使用者可根据个人需求和使用环境来配置不同的功能模块,定制个性化的医用防护眼罩。产品如图7-6所示。

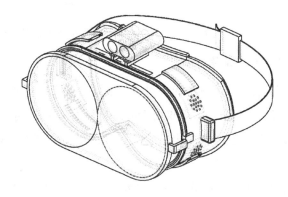

图7-6 "晨风护眼"——医用多功能防护眼罩

二、市场分析及定位

目前医用防护眼罩市场基本平稳,但是结构在发生变化。一些透气性好、重量轻、佩戴舒适的眼罩更受市场欢迎。本款眼罩具有技术和质量上的优势,针对的消费群体是医务工作者。据统计,仅上海市有感染科的医院(不包括各区的传染病医院)就有20多家,其中复旦大学附属华山医院感染科的门诊量每年约12万人次,由此预估上海每年对医用眼罩的需求量为近350万副,足见医用眼罩的需求量是很大的。国外对于防护眼罩更青睐于运动型。针对国内外市场需求,本产品对现有医用防护眼罩进行创新,改进医用防护眼罩的缺点,因此,具有一定的市场优势。

(一)市场需求

传染病一直是威胁人们健康的因素之一,随着传染病患者的逐渐增多,医务人员对防护设备的需求也随之增多。仅就结核病来说,中国每年发病数为

86万人左右,可见市场对医用防护眼罩的需求量呈持续稳定增长(图7-7)。尤其对于医院内一线医务人员而言,医用防护眼罩是刚需。

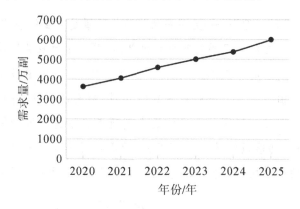

图7-7 2020—2025年医用眼罩需求量预估走势图

(二)市场容量

目前,在国内可选购的医用防护眼罩的生产厂商多达76家,防雾性与舒适度相对良好的医用防护眼罩仅有5%。很多防雾性差、舒适度低的医用防护眼罩在医院内的使用中仍占较大的比例,防护眼罩的使用问题在传染病防护中更是凸显。

我国医用防护眼罩的消费量在持续增长。2018年,我国医用防护眼罩的消费量比上年同比增长5.25%,2019年同比增长7.65%,如图7-8所示。

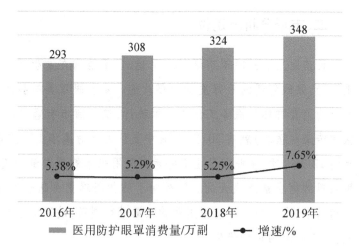

图7-8 2016-2019年中国医用防护眼罩消费量变化

(三)市场占有率

本产品的预期市场占有率上限为35%、中限为20%、下限为5%。

目前的医用防护眼罩虽然都有全封闭、防雾的功能,但是通过本项目的调查问卷可以发现,现有医用防护眼罩的防雾功能以及密闭功能都是有所欠缺的。团队通过对医用防护眼罩的创新与改进可以有效增加产品的防雾性与密闭性,仅是这方面的改进就可以使本产品的顾客渗透率与顾客忠诚度大大提高。

从顾客选择性方面来说,本产品通过模块化设计增加了医用防护眼罩的功能性,方便使用者在各个情境下的使用;比起一般医用防护眼罩,在重复使用率方面高了近一倍,眼罩镜片的耐磨性与防雾性都有了卓越的提高。因此,比起一般医用防护眼罩,顾客选择本产品的概率更高。

本产品也具有极高的价格选择性,在日常使用不外加任何功能时,本产品仅需81.6元,如有使用需求与情境的变换,顾客可单独购买零部件增加眼罩的功能性与防护等级,相比一般医用防护眼罩,本产品的价格选择性更高。

(四)宏观环境分析(PEST 分析)

1.政治环境(P)

《"十三五"卫生与健康规划》的报告中提出:"十三五"时期,卫生与健康事业发展面临新的挑战……重大传染病和重点寄生虫病等疾病威胁持续存在。境内外交流的日趋频繁加大传染病疫情和病媒生物输入风险。这些卫生与健康现状都需要医疗防护用品的保障。

与此不相匹配的是,现在医用防护眼罩的供需矛盾突出,因此,政府也很支持医用防护眼罩的生产,其未来的生产市场正在逐步扩大。

2.经济环境(E)

自"十二五"以来,全国财政就对医疗各个方面的投入大幅增加,政策支持与市场需求的共同推进,使得我国医疗器械、医疗防护市场发展空间极为广阔,将在未来较长的一段时期内保持高速增长。

据国家统计局统计,2018 年全国居民人均可支配收入 28228 元,比上年增长 8.7%,扣除价格因素,实际增长 6.5%。2018 年全国居民人均消费支出 19853 元,比上年增长 8.4%,扣除价格因素,实际增长 6.2%。其中,人均医疗保健消费支出 1685 元,增长 16.1%,占人均消费支出的比重为 8.5%,而医疗保健消费的增长率是所有消费增长率中最高的,由此可见,包括医用防护眼罩在内的医疗物品的消费市场是很大的。

3.社会环境(S)

伴随着国民经济的快速增长,人们的健康意识逐渐增强,对自我诊断、保健和防护的诉求得到释放。近几年,许多网购平台的防护眼罩产品更是出现供不应求的现象。而对于本产品的主要消费群体——医务人员来说,市场上一般的防护眼罩基本都有防雾性较差、舒适度不高的问题,那么,本款医用防护眼罩的密闭性好、防雾性高、更为舒适的特点正好满足医务人员需求,也就会有较好的市场反响了。

4.科技水平(T)

中国的科技发展一向是高速且优质的,国家也是相当支持科技研发,一些国有企业的科技研发更是快速而精彩。如湖南云箭集团作为中国兵器装备集团公司旗下的科研生产企业,果断做出决定,充分发挥自己在增材打印方面的优势,成立了医用护目镜专业研发团队研制 3D 增材打印医用护目镜,质量颇高。

本产品也是利用了高科技的柔性自供电的智能温度传感贴片来提高眼罩的预警性,使本产品具有一定的市场优势。

(五)竞争环境分析

本项目运用波特五力模型对"晨风护眼"——医用多功能防护眼罩进行竞争分析(图 7-9)。

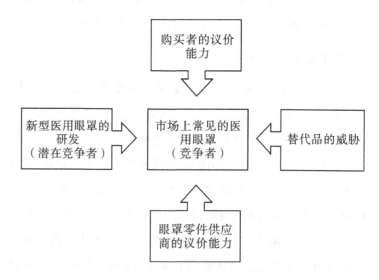

图 7-9 "晨风护眼"——医用多功能防护眼罩竞争模型

1. 主要竞争对手分析

本产品与市面上常见的一般产品做相关比较,结果见图7-10。

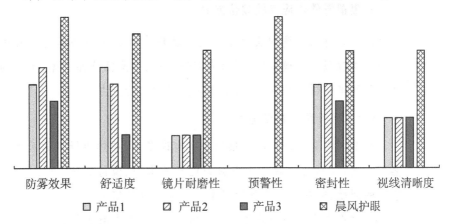

图7-10 "晨风护眼"与一般产品的功能对比

"晨风护眼"医用多功能防护眼罩区别于普通防护眼罩,在预警性和视线清晰度方面具有一定的优势,而且相比之下在其他性能方面也有更好的效果。另外,本款眼罩具备模块化的特点,使用者可根据自身需要选择眼罩性能,产品使用起来更加灵活方便。

2. 潜在竞争者的威胁

潜在竞争者的威胁主要来自各种新型医用防护眼罩的研发,例如,3D打印技术生产医用防护眼罩。与之相比,本款眼罩的优势在于使用者可自主选择眼罩功能。但潜在竞争者具有高生产率和低生产成本的特点,无须机械加工或任何模具就能直接从计算机图形数据中生成任何形状的零件。所以,本产品除了最大限度地体现出自己的产品优势以外,还需要提高产品的生产率,控制产品成本,努力在最短时间内占据市场。

3. 替代品的威胁

防护眼罩的替代品(如自制的防护眼罩、面罩等)仅限于紧急情况下人们出于安全防护的需要而使用,相比之下,本产品无论是在质量还是性能方面都有着巨大的优势。虽然本产品的主要消费对象是医务工作者,但是普通居民为了自身防护需要也可购买,因此,产品需要扩大宣传力度,打开市场,吸引普通居民购买。

4. 购买者的议价能力

购买者的议价能力主要表现在购买时的讨价还价,他们的议价能力决定了本产品收益的增减。因此,本团队可以通过为购买者提供售后服务,提升服务价值,尽可能地避免议价能力导致的盈利的减少。

5.眼罩零件供应商的议价能力

眼罩零件供应商的议价能力主要体现在本团队购买零件时其讨价还价的能力。本款眼罩为模块化,所需的零件较多,为降低产品成本,项目组须依靠大批量购买来获得有利的折扣,削弱供应商的议价能力。

(六)市场发展前景分析

目前国内医用防护眼罩供应企业有许多家,虽然市场上的医用防护眼罩价格都不高,但这背后存在大多数企业产品雷同、模仿成风、竞相压价、质量参差不齐的问题,很多企业为压缩成本甚至不追求品质。

通过将本产品与一般眼罩的性能做比较,不难看出"晨风护眼"——医用多功能防护眼罩在性能上占据更大的优势,能很好地满足使用者的需求。目前医用防护眼罩的市场需求是很大的,竞争环境对于本产品也是有利的。

如表7-11所示,本款眼罩虽然价格偏高,重量也比一般眼罩略重,但是能明显看出其在硬度、使用次数上是存在优势的,相比之下,本款眼罩的性价比很高。此外,本款产品的营销手段不同于市面上的其他眼罩,采取的是线上线下相结合,除了网络营销宣传之外,更有体验营销,即选取部分医务人员试戴一段时间,以此打开产品市场,提升竞争力。

表7-11 "晨风护眼"医用多功能防护眼罩与一般产品对比

产品对比内容	晨风护眼(预估)	一般眼罩
成本/元	27.2～92.2	25
销售价/元	81.6～276.6	75
重量/克	110	97
硬度(HRN值)	45	40
使用次数/次	10～20	7～10

所以,"晨风护眼"——医用多功能防护眼罩在目前市场竞争环境下是有一定生存空间的,而且线下的体验营销有助于提升市场占有率,本产品的市场前景是良好的。

三、产品介绍

本项目主要针对目前医用防护眼罩的不足进行研究,并将眼罩的特色功能进行模块化处理(即把眼罩的特色功能设计成可拆卸部分),针对不同用户的需求打造符合用户需求的个性化产品。可模块化拆卸的功能零件是:①电热除雾贴片;②气孔密封除雾贴片;③柔性测温条;④LED 白光灯;⑤外架放大镜;⑥柔性测压贴条。用户能够根据自己的不同使用环境定制个性化的医用防护眼罩。

1. 提高预警性能

(1)在眼罩最上端设计有柔性自供电的智能温度传感贴片即柔性测温条,并用硅胶固定,使用者在佩戴后,该贴片能够很好地贴合额头,精确测量使用者的温度。该贴片将热电材料、电源管理电路和温度传感阵列集成在一起,达到了自供电的效果。使用者的体温能够通过传感器反馈到计算机网络中。此外,该贴片可根据用户需求拆卸。

(2)柔性自供电的智能温度传感贴片原理如下:贴片同时兼顾良好的塑性和热电性能。热电效应是当受热物体中的电子随着温度梯度由高温区向低温区移动时,在电极两端会产生一定的开路电压。热电材料可以将不同的温度梯度形成的热能流动转化为电子的移动,有效地将热能转化为电能。热电效应与压电模式和摩擦发电模式不同,热电效应不需要机械运动,非常适合医疗健康监测。

同时,贴片采用全石墨烯多孔结构和 $Au-MoS2$ 纳米片异质结,提高了材料的 Seeback 系数,降低了其热导率,制成柔性薄膜能有效转换人体热能。其次,$p-Sb2Te3$ 和 $n-Bi2Te3$ 作为拓扑绝缘体,在室温下具有较高的热电效率,将其分别合成二维 $Bi2Te3$ 与 $Sb2Te3$ 纳米片,获得兼具高热电性能与高柔性的热电薄膜材料,并在安装有温度传感器的医用防护眼罩上将体温实时反馈到电脑。最后,通过喷涂防水涂层,可在电路板上形成一层透明无色的分子抗水薄膜链,使水无法接触电路板,进而起到一定的防水效果,提高使用寿命。

2. 提高密封性能

密闭性是医务人员最关心的问题之一,本产品在眼罩底部包裹了一圈柔性测压贴条用于检测眼罩的密封性,若眼罩对脸部的压力未达到规定压力值则贴条变色,提示眼罩未完全密封,以此确保医务人员的安全。若在密闭要求较低的环境中应用,该零部件可以拆卸。

3.提高防雾性能

(1)对眼罩透气孔进行改良,增大通气量。

(2)加热除雾功能更适用于冬季,是运用增加温度使水分蒸发的原理,在眼罩通电后,运用电热贴片在1~2秒内迅速发热,达到加热的效果。在眼罩的上方设计一个突起,内置电热贴片用于通电发热,并增加电池来实现电能储存。部件安装开关,针对不同的温度环境和眼部皮肤的耐受性设置高、中、低三挡不同的温度,其中高温挡为45~50℃,中温挡为40~45℃,低温挡为35~40℃。考虑到眼罩需要浸泡消毒,本部件实行封闭处理,以防止在消毒浸泡过程中失效。本零部件是可拆卸的。

(3)在透气孔处安装有气孔密封除雾贴片,即高分子渗透贴膜。随着佩戴时间的增加,眼罩内部的湿度也增加,该贴膜能够有效地将眼罩内部的水分吸收。透气孔打开的情况下,能直接将水分排出眼罩,关闭状态下仍然能够储存一定量的水分,能够达到绝对密闭环境中除雾的效果。高分子渗透贴膜在酒精中多次浸泡后失效概率较高,但由于高分子渗透贴膜价格低廉,失效后可直接进行更换。

(4)镜片中有防雾层设计,该防雾层难溶于酒精,在浸泡消毒的过程中并不会失效,大大增加了眼罩的防雾性能。

4.提高耐磨性能

本产品改善了镜片材质,运用聚氯乙烯树脂眼镜片。眼镜片内表面设置防雾层,并在前表面加镀一层蓝宝石镜面膜,使树脂镜片抗磨能力增强,同时光的通透性也有所加强。蓝宝石镜面膜的硬度很高,大大降低磨损率(但要注意不可对着尖锐物品用力碰撞)。眼罩通过蓝宝石镜面层、聚氯乙烯树脂层、防雾层的三层设计,可以增强眼镜片的硬度和防污效果,并且具有重量轻、防油污、防辐射和耐磨损的优点。

5.提高舒适程度

本产品对普通医用防护眼罩的底部进行改良,用柔软、加厚的有机硅胶包裹接触面,紧密贴合人脸部,以达到增加受力面积、减小压强的效果,从而保证使用者长时间佩戴的舒适度,并且增强密闭性。

6.提高清晰程度

（1）由于医务人员在低头、弯腰工作时会产生阴影或是有视线模糊的情况出现，为减少此类情况的发生，本产品在眼罩框上方增加了一个 $1.5\ kW$ 的 LED 白光灯，可增加亮度，在昏暗的环境中保证清晰度。另外，白光灯设计为可拆卸，医务人员可根据工作需要决定是否安装白光灯。

（2）在眼罩外部设有放大镜片，使用者可通过放大镜片观察细小的实物。

四、商业模式

1.针对个人

针对个人主要采用线上营销的方式。本项目已创建了官方微信与微博平台，宣传产品和相关科普知识，累计已有 1000 余人关注了本项目，后期还会增加电商直播平台和短视频平台来引流宣传。

2.针对企业

针对企业主要采用线下营销的方式。本产品以与我校有合作的 98 家医院、护养院为切入，以体验营销的方式进行浸润扩散，由此形成一条产业线，达到线下联合营销的目的，逐步进入区域市场。

五、营销策略

本项目以丰富的运营经验为支撑，以提高医务人员及公众对眼部防护的意识，提升医用多功能防护眼罩与时俱进的品牌形象、知名度和影响力，提升眼罩用户量，提升行业竞争力等为运营目标。

以产品运营和用户运营为重点，本项目量身定制线上（主流新媒体、公众论坛/贴吧宣传、微信/微博宣传、视频网站宣传）和线下（宣传册/单页、易拉宝等全套宣传物料支持、二维码宣传、布置展会、医疗器械公司内进行宣传推广）联合的全方位运营体系。

（一）产品运营

产品运营方面，结合产品上线后运营过程中院方和用户反馈的问题、需求，通过数据分析等手段，对产品的功能进行持续的优化，并按需增加新的功能模块，同时对已有模块进行优化。

（二）用户运营

1. 多渠道宣传产品优势

通过行业推广,进行多渠道宣传,与地方医院、养护院合作,突出本产品如下优势。

(1)市场需求量大。据统计,上海市感染科的医院(不包括各区的传染病医院)就有29家,其中复旦大学附属华山医院感染科的门诊量每年约12万人次,由此预估上海市每年医用眼罩的需求量近350万副,足见市场对医用眼罩的需求之大。

(2)产品的质量与技术优势。目前医用防护眼罩市场基本平稳,但是结构在发生变化。透气性好、重量轻、佩戴舒适的眼罩更受市场欢迎。

(3)明显的市场优势。国外对于防护眼罩更偏向于运动型防护眼罩,本产品对现有医用防护眼罩进行创新,改进医用防护眼罩的缺点,无论国内外,本产品都具有一定的市场优势。

(4)构建数据化平台。用户将每款眼罩的编号录入计算机系统中,定期将使用数据记录在平台内,预测使用寿命;也能够通过平台查询购买的眼罩数据,便于售后;通过平台还能看到关于测温的数据反馈。

2. 夯实产品技术水平,培养多方客户

(1)项目创立初期,团队寻找与我校有合作的医院、养护院等,恳请得到产品投放的许可,通过体验营销的方式先进行产品的试用,并对试用人群征集意见,通过问卷调查的方式找出现阶段眼罩存在的不足,不断进行调试和改进。

(2)团队通过设计醒目的品牌图标,线上、线下同时进行推广,以创新的特色打响品牌的知名度。由于产品的模块化设计,本产品拥有不同层次的防护等级,既可面向医务工作者,也可面向普通群众。

六、财务分析

团队通过充分的市场调查和对相关行业的研究,预计了财务报表中各类基础数据。

（一）预算财务报表

团队采用财务预算的方法,并结合敏感性分析,做出了公司第一年的现金流量表、负债利润表和预计资产负债表(表7-12~表7-14)。

表 7 - 12　现金流量表　　　　　　　　　　　　　　　　　　单位:万元

项目	第一季度	第二季度	第三季度	第四季度
一、经营活动产生的现金流量				
会计利润	(47.28)	(81.30)	261.91	569.64
加:应付帐款增加额	15.63	21.10	28.49	38.46
折旧	10.20	12.24	14.69	17.63
摊销	2.00	2.40	2.88	3.17
减:应收账款增加额	20.68	35.00	66.63	109.95
经营活动产生的现金流量净额	(40.13)	(80.56)	241.33	518.95
二、投资活动产生的现金流量				
购建固定资产所支付的现金	102.00	0.00	0.00	0.00
投资活动产生的现金流量净额	(102.00)	0.00	0.00	0.00
三、筹资活动产生的现金流量				
吸收权益性投资所收到的现金	160.00	0.00	0.00	0.00
现金流入小计	160.00	0.00	0.00	0.00
偿还借款所支付的现金	0.00	0.00	0.00	0.00
偿付利息所支付的现金	0.00	0.00	0.00	0.00
偿付股金所支付的现金	0.00	0.00	78.57	170.89
现金流出小计	0.00	0.00	78.57	170.89
筹资活动产生的现金流量净额	160.00	0.00	(78.57)	(170.89)
四、现金及现金等价物净增加额	17.87	(80.56)	162.76	348.05

表 7 - 13　负债利润表　　　　　　　　　　　　　　　　　　单位:万元

项目	第一季度	第二季度	第三季度	第四季度
一、收入	997.94	1200.00	1472.54	2494.70
减:成本	748.10	840.30	932.50	1116.90
二、毛利润	249.84	359.70	540.04	1377.80
减:销售费用	7.5	6.00	6.20	6.20
管理费用	15.4	15.40	10.40	10.40
三、利润总额	226.94	338.30	523.44	1361.20
减:所得税	26.82	37.32	46.22	100.53
四、净利润	200.12	300.98	477.22	1269.67

表7-14 预计资产负债表　　　　　　　　　　　单位:万元

项目	第一季度	第二季度	第三季度	第四季度
资产				
流动资产:				
货币资金	21.16	23.04	148.55	297.50
应收账款	20.68	30.53	97.16	207.11
存货	24.00	48.00	93.00	118.00
流动资产合计	65.83	101.57	338.71	622.61
固定资产净值	91.80	79.56	64.87	47.25
无形资产净值	38.00	35.60	32.72	29.55
资产合计	195.63	216.73	436.30	699.40
负债及权益				
流动负债:				
应付账款	15.63	36.73	65.22	103.67
负债合计	15.63	36.73	65.22	103.67
所有者权益:				
实收资本	180.00	180.00	180.00	180.00
盈余公积	0.00	0.00	25.83	56.60
未分配利润	0.00	0.00	165.26	359.13
所有者权益总计	180.00	180.00	371.09	595.73
负债及所有者权益总计	195.63	216.73	436.30	699.40

(二)财务报表分析

1.偿债能力分析

公司的资产负债率一直都控制在一个比较低的水平,最高的季度也没有超过20%,且从第三季度开始有下降的趋势,第四季度已经接近15%,如图7-11所示,说明本项目的长期偿债能力很好,偿债有较高保障,贷款安全系数较高,降低了公司的财务风险。

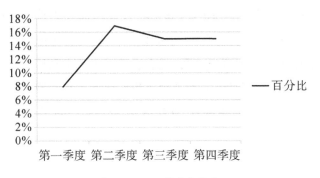

图 7-11　资产负债率

2.盈利能力分析

"晨风护眼"——医用多功能防护眼罩在盈利模式上,采取以直销为主,借渠道销售为辅,保障本产品的利益。

首先,本产品还是以传统的直销模式为主,利用产品的微信公众号平台和官方微博进行宣传推广,吸引一定的客户群,在电子商务平台上开设店铺进行贩卖。网上买卖的优点在于不用支付店面的租金,可以省下一笔成本,那么以预估的一年生产量、成本以及本产品的销售价(每副防护眼罩276.6元)来计算(成本和销售价均以全功能眼罩款式计算),一年的利润可达约1.04亿。

借助其他渠道,如借助已经在市场上立足的医疗器械公司的渠道,主要向医院等医疗卫生单位大批量地卖出产品,并且能够和购买方达成长期的合作。采用这种方式,本产品的利润至少可以达到总量的50%。

除此之外,由于本产品是模块化的设计,在售后服务方面,如果需要技术人员上门服务,也会从中收取一定费用,最终也可获得利润。

由于公司盈利模式较好,虽初创期暂时亏损,但是后期会开始盈利,销售利润率、资产利润率、权益净利率等比率一直攀升(且均是平稳上升),表现出良好的盈利能力,对股权投资人来说也有一个良好的回报体现,保障了股东的权益。

八、点评

此项目获得2020年"大学生创新创业训练计划"项目上海市立项资金支持,获得2020年第十届全国大学生电子商务"创新、创意及创业"挑战赛上海赛区选拔赛三等奖,2020年第十四届"ican国际创新创业大赛"上海浙江赛区比赛二等奖,第五届"汇创青春"上海大学生文化创意作品展示活动产品设计类三等奖等荣誉。

项目从调研现实出发,在护理人员佩戴的防护眼罩中发现关键问题,针对密封性不足、防雾性不够、清晰度不佳、耐磨性欠缺、舒适度欠佳等情况提出改进方案,产品设计简洁实用,适合在医护人员中推广。

此项目的团队——护理学生能在短时间内发现问题、分析问题、解决问题,并采用PEST分析法分析、设计完成,较好地体现了护理创新的特点。

"健行乐"助行器

摘要: "健行乐"助行器针对腿脚不便的老年人,帮助其支撑体重,保持平衡和自助行走;适合下肢功能障碍、上肢肌力差及需要康复治疗的患者使用。

关键词: 助行器 老年 智能 安全

一、项目简介

"健行乐"助行器拥有防滑多用型主控轮、便于收纳、智能网络连接等多种创新实用性功能。它避免了普通助行器功能单一、重量过重和体积过大等不适应现有环境的缺点,使老年人出行更加自由、更加方便快捷、更加安全。

二、市场分析及定位

(一)市场需求

通过对于上海市宝山区的罗××小区以及上海市徐汇区书××小区242位60岁以上老年人的调查问卷(图7-12),得出以下结论。

(1)使用助行器考虑的因素排序:100%的人使用助行器首先考虑安全性;89.26%将便携性列为第二考虑因素,价格列为第三考虑因素;10.74%将价格列为第二考虑因素,便携性列为第三考虑因素。

(2)拐杖、轮椅、助行器使用意向:35.54%愿意使用拐杖;64.46%不愿意使用拐杖;12.81%愿意使用轮椅;87.19%不愿意使用轮椅,51.65%愿意使用助行器;48.35%不愿意使用助行器。

上海位于长三角经济圈的中心,是我国重要的经济中心,人群收入较高,截至2018年老年人口占上海总人口的19.58%,且空巢老人占了约50%,老龄产业发展迅猛。

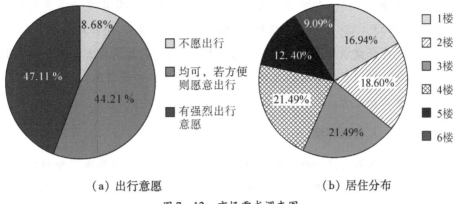

（a）出行意愿 （b）居住分布

图 7-12 市场需求调查图

（二）市场容量

通过分析发现,现阶段我国老年助行器消费市场存在诸多问题,主要表现为:市场化程度低,产业链条尚未形成;产业发展无序,市场集中度较差;产品服务单一,缺乏创新。

伴随着社会的发展和老龄化社会的来临,传统养老方式正逐渐改变,老年人面临着将如何独立自主生活的问题。我国人均预期寿命的增加和高龄老人、腿脚不便人群的增加,将使助行器的消费市场潜力巨大。

（三）市场占有率

传统助行器应用场景较为单一,已无法满足老年人意外摔倒、疾病发作等突发情况时的急救需求,且无法服务于老年人对于健康管理方面的需求,故亟须基于现阶段的技术发展方向研发新式助行器,弥补传统助行器的不足,同时满足未来的功能需求。"健行乐"助行器将会更加适应社会现状,逐渐开拓现有的助行器市场,与传统助行器进行竞争并取得优势。

（四）宏观环境分析（PEST 分析）

1. 政治环境（P）

为贯彻落实《"健康中国 2030"规划纲要》,健全治疗—康复—长期护理治疗链,针对市场上康复产品的不足之处,本产品将视线聚焦于手脚不便、肌无力等中老年人,解决伴随社会的发展、老龄化社会的来临、传统养老方式的改变,老年人将面临的如何独立自主生活的问题。

2. 经济环境（E）

据国家统计局统计,2018 年全国居民人均可支配收入 28228 元,比上年名义增长 8.7%,扣除价格因素,实际增长 6.5%。2018 年全国居民人均消费支出 19853 元,比上年名义增长 8.4%,扣除价格因素,实际增长 6.2%。其中,人均医疗保健消费支出 1685 元,增长 16.1%,占人均消费支出的比重为 8.5%,而医疗保健消费的增长率是所有其他消费增长率中最高的,由此可见医疗物品的消费市场之大。

3.社会环境(S)

随着人口老龄化加速,老年人口规模的扩大,健康受损和功能障碍老年人口的数量分别从 2015 年的 6015 万、3421 万和 1926 万增长到 2020 年的 14170 万、9314 万和 5729 万。年龄越大,健康受损和功能障碍老年人口增长率越高,其中,85~94 岁健康受损和功能障碍老年人口的规模增加了 3.9 倍,年均增长率为 4.1%;95 岁及以上健康受损和功能障碍老年人口的规模增加了 8.3 倍,年均增长率为 5%。2015 年 65 岁及以上老年人口总量为 13111.78 万,其中男性 6249.5 万,女性 6862.2 万。到 2049 年,预计老年人口数量将达到 35100.3 万。

在健康状况转移概率一定的条件下,老年人口规模的持续扩大及老年人口的日益高龄化,预示着健康受损和功能障碍老年人口数量的增加。

4.科技水平(T)

人工智能进入生活一向为热门话题,但又因其技术壁垒过高,难以与医疗产品相融合。"健行乐"助行器作为一款贴近生活、照顾患者点滴的"温暖"产品,需与患者时刻相伴,所以在产品本身解决智能化出行的基础上,更有相应的实时语音对讲等大数据类人工智能功能,促使产品与患者相联系,创造良好的体验环境。

(五)竞争环境分析

1.行业现有企业竞争

现有竞争企业较少,市场规模小,竞争较弱。

2.供方议价能力

提供原材料的厂商众多,供应商议价能力弱。

3.买方议价能力

国内市场对此产品需求量较大,这就决定了顾客对产品的总需求量大而讨价还价的能力较低,所以产品相对处于卖方市场。

4.潜在进入者的威胁

技术要求低,进入壁垒低。

(六)市场发展前景分析

1.市场需求

市场较大,上海位于长三角经济圈的中心,是我国最重要的经济中心。人群收入较高,老年人口占上海总人口的 19.58%(截至 2018 年),且空巢老人占了约 50%,老龄产业发展迅猛。

2.价格优势

根据我们的市场调查,国内市场上的助行器以医用为主,我们将以较高的性价比使产品更容易打入市场。

3.价格精准定位

首先,进行助行器市场需求调研,制定合理的价格。在保证质量的前提下,通过价格优势,迅速抢占市场份额,再经过产品的不断升级改进,提高销售价格。

基于以上市场分析,"健行乐"助行器在目前市场竞争环境下具有一定生存空间,市场前景良好。

三、产品介绍

(一)防滑多用型主控轮

每个主控轮拥有两个辅助轮(如图 7-13),轮与轮之间角度为 120°,其中有减震弹簧,从而更贴合多角度楼面,帮助用户上下楼梯,并针对老年人与康复人群设计了一组简单按钮,以便用户选择机体调节模式。在符合工程力学的情况下,通过单向行进轴的保障,有效防止轮子在不稳定情况下后退,并能应对高度势能较大的情况,可使用户在平地更稳定地走动,或利用它上下楼梯。

(二)整体可收纳

助行器中间连接部分由伸缩架构成,轻便且易折叠收纳,老年人也可自行轻松操作。相对于传统构造更节省空间,特别对于上下狭窄的楼道更显方便。

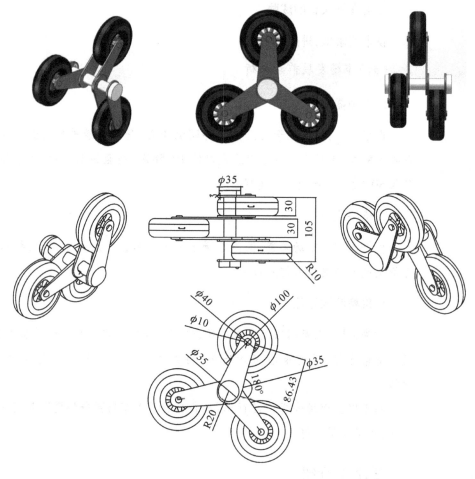

图 7 - 13　主控轮设计图

（三）安全性

1.刹车功能

助行器拥有轮刹和手刹,材料具有延伸性与防滑性,可承重能力强。

2.照明功能

助行器拥有可开关的照明灯与反光条,确保老人在白日及黑夜步行时的安全。

（四）人性化功能

在辅佐步行的基础上,助行器添加储物的功能(图7-14)。

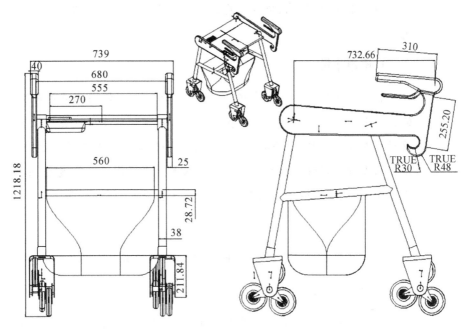

图 7 - 14 整体设计图

1. 支架

支架用于收纳,利用左侧的按钮可使其伸出,供老人放置手机、收音机等物品,并保持固定。

2. 置物袋

置物袋可拆卸,收纳于座椅背板底,可通过两旁支架的滑槽收缩,供老人出行时放置各类用物。

四、商业模式

对于刚起步的项目,我们将与一些非营利性机构联盟(如养老院、康复院、小区等)进行产品的推荐使用。护理与健康管理学院在上海有50多家社区实习点并且一直保持着融洽的关系,其可支持产品投放,实现试用、推广和租售。消费者可以初期提交试用申请书进行试用,我们会在一定时期后收集其使用感受与评价,综合各方意见对产品升级改良。

项目处在创立初期阶段,我们将通过横向(发传单、短信、广播)、竖向(网络传播、媒体发布)等方式进行产品推广。我们将通过网络进行试营业,并与一些健康医疗相关的新闻媒体促成广告宣传协议,向普通市场以及医疗市场投放。

与养老院、康复院、小区协商后设立租赁或购买产品的区域,贴近老人与病患的生活。

1.医用市场

在各大医院进行实地推销,与医院的医疗器械部门沟通产品准入,与医院的行政部门协商海报宣传等。在一些医疗器械商店上架或在医院设立试用点,提供免费体验的服务,并同时收集试用者和医护人员的意见和建议,以便改进。本产品希望能与政府合作并且参与中国国际老年博览会等展会,从而获得专业方的肯定与支持,增加在医疗市场(如各大医院)的销售概率。

2.租赁市场

本产品推出扫二维码租赁业务,可供有短期需求的患者使用。

3.康复治疗市场

本产品可供有康复需要的患者使用,因此在康复治疗市场也应加强推广。

4.信息化推广

(1)设立微信公众号、微博官方账号等社交官方账号。在账号中推送使用教程,健康小知识(针对受众人群的专业知识,如肌力锻炼等),养生常识(后期可以开发付费课程)等。通过举办节日促销、广告抽奖、真人反馈等活动,提高产品关注度与品牌知名度。

(2)在各大电商平台设立品牌旗舰店,由专人负责线上销售与售后服务。

五、营销策略

(一)精准定位助行器价格

进行助行器市场需求调研,制定合理的价格。在保证质量的前提下,通过价格优势,迅速抢占市场份额,再经过产品的不断升级改进,提高销售价格。

(二)拓宽助行器销售渠道

由于老年人对产品价格较敏感,我们通过筛选,选择合适的分销渠道来减少成本。

(1)在居民区、社区居委会以及老年人活跃度高的公园(如虹口公园)等地附近设立助行器专卖店,并提供送货上门等售后服务。

(2)在大商场内靠出入口较近的地方设立专柜,为老年人提供现场体验等服务。

（3）建立微信公众号，通过信息化手段进行推广。

（4）加强助行器产品的营销。

包装老年产品代言人：老年人心理状况复杂，自尊心较强。推销人员尽量通过演示、解答、保证、劝说等方式，使老年人接受那些他们还不熟悉的产品，从而消除他们的顾虑。

媒体宣传：通过媒介宣传、陈列展览等方式向社会公众展示公司为老年人服务的迫切愿望，树立公司尊重老人、关爱老人的良好企业形象，维护与消费者的良好关系。推广广告的主题应尽量体现老年人在社会中的存在价值，维护老年人的自尊，体现社会人文关怀。

（三）营销体系

1. 人力资源开发战略

本团队内成员发挥自身护理专业知识，不断自我拓展学习或吸取校内外人员进行培养。兼用本校优秀的应届生和往届毕业生，招聘社会优秀的相关人才。

2. 人才结构优化战略

人员专业应能保证项目的实施。

（1）护理、健康、养生或康复等方面：护理学专业人才。

（2）器械设计与制造方面：医疗器械设计专业人才。

（3）智能控制部分：智能自动化控制专业、机械工程设计专业人才。

（四）售后方面

1. 增值服务

利用团队内成员专业的医学知识，为顾客提供免费的慢病管理方面咨询服务以及健康和养生常识普及服务。

2. 保修政策

按照国家"三包"政策执行。质保期内提供免费维修、产品零件的更换与零售服务。质保期后，按照成本价处理售后事宜。

3. 反馈和改进

开展调查问卷，收集顾客对产品的反馈，倾听顾客对产品的建议和其他需求,以便改进。

(六)品牌营销策略

(1)品牌营销主要以网络品牌营销为主。创建一个有价值的品牌网站,便于从各搜索引擎排名展现品牌知名度、产品知名度,也可在各类平台发布文章进行品牌宣传。在资金比较好的情况下,也可进行一些竞价品牌营销推广。

(2)对"健行乐"在产品上的创新点着重进行大力宣传,强调实用、创新特点,以此树立品牌形象;突出宣传服务至上、人文关怀的理念,提升顾客认可度。

(3)设计醒目的标识,普及品牌的认知度。

(4)策划免费试用、快闪、抽奖等活动,使潜在消费者迅速了解产品,并对产品产生浓厚兴趣。

(5)广招人才,创建一个优秀的销售精英团队。

五、财务分析

(一)理财环境分析

国家对老年产品开发政策的支持、人民群众对老年产品的需求,都刺激着针对老年人的产品和服务的发展。

(二)财务战略制定及目标分解

(1)突出以创新为核心的优势,增强筹资竞争力。

(2)合理有效地最大化收益,不断拓展关注用户,促进项目长远发展。

(3)当项目成熟盈利后,将盈利的一部分用于关注老人与失能病患的公益事业,一部分进行媒体宣传广告,剩余部分用于加强产品的技术更新。

(三)财务战略实施

(1)强调产品的创新点、市场的需求量,吸引投资。

(2)开放质保内免费维修及完善的售后服务。

(3)投放广告、开展活动,如节日促销及抽奖等。

(4)在社区、养老院及医院试用点提供免费试用并收集体验感受。

(四)财务战略实施结果评估与控制

(1)预计国家对人口老龄化的政策会越来越完善,社会对老年人的产品和服务的需求也会越来越精细,我们需要在产品的突出特点上做出更加详细的优化。

(2)完善的售后服务会增加客户的黏着度,社交账号的推广也会增加更多的潜在客户,增加产品的销量。客户达到一定数量时,可以开放有关健康、养生及康复的付费课程,拓宽盈利模式。

(3)广告投放费用的增加在前期可以刺激销量的增长,但是达到一定阶段时,销量增加速度会放缓,可以适当减少宣传的费用并运用用户口碑效应持续免费宣传。

(五)融资计划

1. 财务预测

三年内财务预测见表 7-15。

表 7-15 三年内财务预测   单位:万元

项目	第一年	第二年	第三年
人员工资累计(减项)	-92	-180	-324
开发工程师年工资×名	10×1	15×2	15×2
生产技术员年工资×名	8×8	8×10	10×15
销售经理年工资×名	0	10×1	10×2
售后经理年工资×名	0	10×1	10×2
营销人员年工资×名	8×1	8×5	10×8
行政人员年工资×名	10×1	10×1	12×2
费用合计(减项)	-19	-61	-89
差旅费	0	5	5
办公场所租金及支持费用	0	15	20
研发配置设备	0	3	5
研发耗材及试制	0	5	10
公司 IT 设备折旧	0	0	3
生产采购成本	9	15	25
营销及市场推广费用	3	5	5
行政及管理费用	2	3	5
产品注册及法规咨询	3	8	8
其他费用	2	2	3
总成本	111	241	413

项目	第一年	第二年	第三年
总收入	16	210	450
盈利	−95	−31	37

2. 融资用途

未来预计获得融资 100 万(其中包括风险投资和政府补助)。融资主要用于样机的研发测试、租用办公场所、产品购买、员工工资及补贴、公司开办费等,具体见表 7 −16。

表 7 − 16 融资主要用途

项目	金额/万元
样机开发费	5
第三方机构检测费	10
产品注册费用	10
办公场所租金及支持费用	10
公司开办费	30
公司员工工资	80
公司初期管理费用	10
总计/万元	155

3. 预算财务报表

公司第一年的现金流量表、负债利润表和预计资产负债表,分别如表 7 −17、表 7 −18 和表 7 −19 所示。

表 7 − 17 现金流量表   单位:万元

项目	第一季度	第二季度	第三季度	第四季度
一、经营活动产生的现金流量				
会计利润	(42.28)	(73.30)	233.33	525.14
加:应付账款增加额	12.63	18.10	25.68	35.37
折旧	8.20	12.24	13.78	15.88
摊销	2.00	2.20	2.56	3.17

项目	第一季度	第二季度	第三季度	第四季度
减:应收账款增加额	20.68	32.80	62.86	103.36
经营活动产生的现金流量净额	(35.13)	(71.24)	206.76	489.34
二、投资活动产生的现金流量				
购建固定资产所支付的现金	98.00	0.00	0.00	0.00
投资活动产生的现金流量净额	(98.00)	0.00	0.00	0.00
三、筹资活动产生的现金流量				
吸收权益性投资所收到的现金	150.00	0.00	0.00	0.00
现金流入小计	150.00	0.00	0.00	0.00
偿还借款所支付的现金	0.00	0.00	0.00	0.00
偿付利息所支付的现金	0.00	0.00	0.00	0.00
偿付股金所支付的现金	0.00	0.00	76.23	162.55
现金流出小计	0.00	0.00	76.23	162.55
筹资活动产生的现金流量净额	150.00	0.00	(76.23)	(162.55)
四、现金及现金等价物净增加额	16.87	(71.24)	152.76	325.45

表 7 - 18　负债利润表　　　　　　　　　　　　　　　　单位:万元

项目	第一季度	第二季度	第三季度	第四季度
一、收入	948.26	1150.00	1426.84	2366.82
减:成本	723.67	818.80	916.30	1078.25
二、毛利润	224.59	331.20	510.54	1288.57
减:销售费用	7.00	6.50	6.20	6.20
管理费用	10.3	12.40	10.40	10.40
三、利润总额	207.29	312.3	493.94	1271.97
减:所得税	24.46	36.85	43.61	93.94
四、净利润	182.83	275.45	450.33	1178.03

表7-19　预计资产负债表　　　　　　　　　　　　　　　单位:万元

项目	第一季度	第二季度	第三季度	第四季度
资产				
流动资产:				
货币资金	20.65	24.85	139.75	301.50
应收账款	19.88	29.38	94.27	213.87
存货	23.00	45.00	89.00	118.00
流动资产合计	63.53	99.23	323.02	633.37
固定资产净值	91.30	77.48	65.33	44.67
无形资产净值	37.45	36.20	31.46	30.18
资产合计	192.28	212.91	419.81	708.22
负债及权益				
流动负债:				
应付账款	12.28	32.91	63.78	108.44
负债合计	12.28	32.91	63.78	108.44
所有者权益:				
实收资本	180.00	180.00	180.00	180.00
盈余公积	0.00	0.00	24.38	63.26
未分配利润	0.00	0.00	165.26	359.13
所有者权益总计	180.00	180.00	371.09	595.73
负债及所有者权益总计	192.28	212.91	419.81	708.22

(六)财务报表分析

1.偿债能力分析

公司的资产负债率一直都控制在一个比较低的水平,最高的季度也没有超过20%,且从第三季度开始有下降的趋势,第四季度已经接近15%,说明本项目的长期偿债能力很好,偿债很有保障,贷款安全系数比较高,降低了公司的财务风险。

2.盈利能力分析

"健行乐"智能化助行器在盈利模式上,采取以直销为主,借渠道销售为辅,保障本产品的利益。

首先,还是以传统的直销模式为主,利用本产品的微信公众号平台和官方微博进行宣传推广,吸引一定的客户群,在电子商务平台上开设店铺进行售卖。网上买卖的优点在于不用支付店面的租金,可以省下一笔成本,那么以预估的一年生产量、成本以及本产品的销售价(每台助行器以888元来计算),成本和销售价都以助行器功能最全的款式计算,一年的利润可达约8400万。

另外,借助其他渠道比如和医疗器械公司合作代销本款产品。借助已经在市场上立足的医疗器械公司的渠道,主要向医院等医疗卫生单位大批量地卖出产品,并且能够和购买方达成长期的合作。利用这种方式,本产品的利润至少可以达到总量的50%。

由于公司盈利模式较好,虽初创期暂时亏损(如表7-15所示),但是后期会开始盈利,销售利润率、资产利润率、权益净利率等比率一直攀升,并且均是平稳上升,表现出良好的盈利能力,对股权投资人来说也有一个比较好的回报体现,保障了股东的权益。

六、点评

此项目获得2019年"大学生创新创业训练计划"项目上海市立项资金支持,获得2019年第五届中国"互联网+"大学生创新创业大赛上海赛区选拔赛铜奖,2019年第十三届"ican国际创新创业大赛"上海浙江赛区比赛二等奖,2019年上海市大学生网络商务创新应用大赛一等奖。

此项目以老年人"自尊、自立、自理"为设计理念,在安全、便捷的前提下,帮助老年人独立出行,提升老年人操作体验,帮助老年人增强下肢肌力、回归社区。在产品营销上,设计略微简单,销售渠道可通过相关的社区卫生服务中心进行线下拓展,线上可在公众号中进行科普宣传,增强产品的黏度和对象的依从性。

项目较好地展现了护理学专业学生仁爱之心,践行"有时去治愈,常常去帮助,总是去安慰"的责任和义务。

新空 3D 立体智能口罩

摘要：新空 3D 立体智能口罩团队针对现有口罩产品的功能和市场提出了新的概念，在现有口罩的基础上进行改良和创新，应用了新型柔性材料，开发了新的功能，旨在打开创新型口罩的市场。

关键词：口罩　个人防护　智能

一、项目简介

新空 3D 立体智能口罩是经检验后确认达到 KN95 标准、带有吸气阀的口罩，由杜邦三防面料和柔性材料制成。杜邦三防面料俗称"三防面料"，具有优异的防水功能、防油功能、防污功能，可以保持面料干净、整洁，有效地防菌、防病毒。柔性材料更加贴合面部皮肤，减少压痕、勒痕并智能监测压力及温度。3D 立体支架有效贴合使用者的鼻梁，可折叠、可拆卸，更易携带。

二、市场分析及定位

（一）市场需求

中国年产口罩 50 多亿只，占全球的一半，是全球口罩生产和出口第一大国，产值 102 亿元。虽然口罩行业的市场规模已取得显著增长，但随着人们健康防护意识的增强、技术的不断发展，未来口罩行业市场需求还会保持高速增长趋势。

在全国 4000 多家在业存续的口罩生产企业中，具有医用口罩生产许可证的口罩生产企业仅有 353 家，主要分布在河南、江西、湖北、江苏和广东等省份，如图 7-15 所示。

2020 年数据显示，受访用户中，春节期间（15 日）使用口罩数量为"5 个及以内"的人数占比最多，比例为 36.1%，其次是使用口罩数为"6~10 个"和"11~15 个"人数的比例，分别为 25.8%、22.3%。从调查数据看，春节期间，84.2% 的受访者存在一个口罩使用多天的行为，口罩市场出现严重的供货不足。

（二）市场容量

中国工信部曾指出，中国是世界最大的口罩生产和出口国，年产量占全球约 50%。近年来，中国口罩产量保持增长状态。2019 年我国口罩产量为 50 亿

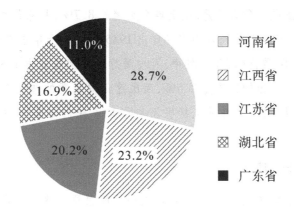

图 7-15 我国具有医用口罩生产许可证的企业分布图

只,2020 年我国口罩需求增多,大量口罩行业上下游企业集体增产转产,促进了中国口罩行业飞跃发展,2020 年我国口罩产量达 101 亿只,同比增长 101.2%。总体产量在 2021 年有所回落。

(三)市场占有率

根据中研普华研究院《2022-2027 年中国口罩及其他防护用品行业市场深度调研与发展趋势报告》显示,我国口罩行业产值保持高速稳定增长的态势,年均增长率达 10% 以上。市场调研在线网发布的《2023-2029 年中国专业抗菌口罩行业市场深度评估及投资盈利预测报告》分析,中国抗菌口罩行业的市场规模在 2020 年达到 77.9 亿元,预计到 2024 年将达到 150.5 亿元,增长率约为 10.5%。我国口罩行业发展已进入成熟阶段,除了医用外科口罩,还出现了防尘、防花粉、过滤 PM2.5 等多个细分品类。

(四)宏观环境分析(PEST 分析)

1.政策环境(P)

《"十三五"卫生与健康规划》报告中提出,卫生与健康事业发展面临新的挑战,重大传染病等疾病威胁持续存在,境内外交流的日趋频繁加大传染病疫情和病媒生物输入风险。这些都促使了医疗防护用品行业的发展。

2.经济环境(E)

自"十二五"以来,全国财政对医疗各个方面的投入大幅增加,政策支持与市场需求的共同推进,使得我国医疗器械、医疗防护市场发展空间极为广阔,将在未来较长的一段时期内保持高速增长。据国家统计局统计,2018 年全国居民人均可支配收入 28228 元,比上年名义增长 8.7%,扣除价格因素,实际增长 6.5%。2018 年全国居民人均消费支出 19853 元,比上年名义增长 8.4%,扣除价格因素,实际增长 6.2%。其中,人均医疗保健消费支出 1685 元,增长 16.1%,占人均消费支出的比重为 8.5%,而医疗保健消费的增长率是所有其他消费增长率中最高的,由此可见包括医用智能口罩在内的医疗物品的消费市场是很大的。

3.社会环境(S)

伴随着国民经济的快速增长,人们的健康意识逐渐增强,对自我诊断、保健和防护的诉求得到释放。而对于防护口罩的主要消费群体——医务人员来说,市场上一般的防护口罩存在着防护性较差、舒适度不高的问题。

4.科技水平(T)

本口罩内部由杜邦三防面料构成。三防面料触感舒适,气味清新;口罩过滤达到中国国标 KN95 标准,可以有效地防水、防油、防病毒。3D 立体支架可以有效贴合使用者的鼻梁,使其更易携带,支架可以根据使用者需要放置。本口罩还采用高效防静电滤材制作,内衬材料静电纤维透气性好,防止口鼻二次污染。新型的颗粒物过滤材料能捕捉空气中的粉尘、花粉等微小颗粒物。

(五)竞争环境分析

1.主要竞争对手分析

新空 3D 立体智能口罩在防压痕、防病毒等方面优于市面上的多数口罩,并且带有测温、测压、监测心率等功能。在多功能的基础上,产品也保持了优越的性价比,并且使用者可以根据需要的模块进行个性化定制。

2.潜在竞争者的威胁

在目前的口罩市场中,有少数企业进行了新型创意性口罩的研发。本口罩目前的优势在于出色的智能测温、测压和监测心率功能,并且可以实现功能模块化,发挥更大的价值。我们可以以创新点为优势,提高市场占有率。

3.替代品的威胁

口罩等医疗卫生用品的需求量一直居高不下。医用护理口罩和医用外科口罩虽然产量高,但是防护作用和性价比低于新空 3D 立体智能口罩。虽然目前医用护理口罩和医用外科口罩等占据了大量市场,但是我们会以优良的性价比吸引群众,提供试用、打折等优惠活动,使群众发现新空 3D 立体智能口罩的优点,从而打开市场。

4. 购买者的议价能力

新空 3D 立体智能口罩团队在分析现有口罩的材料、工艺、标准的基础上,分析了自身的价值并寻找相应的替代方案,可以相应地降低成本。在压缩成本的基础上,我们提供售前、售后服务,使消费者享受良好的购物体验。

5. 供应商的议价能力

新空 3D 立体智能口罩团队通过大量购买模块零件以及通过校企合作,获得折扣,压缩成本。

(六)市场发展前景分析

1. 市场需求

随着经济的发展和健康意识的增强,人类对生存环境中空气污染物的防范和对可经呼吸道传染疾病的预防也越来越重视,口罩将会持续拥有很大的市场。

2. 价格优势

该口罩性价比较高且市面上没有同类产品,合适的价格和突出的功能使大部分使用者和企业都可以接受。

三、产品介绍

(一)产品特点

1. 测温功能,预警风险

通过柔性测温材料制成的柔性温度传感器可对人体不同部位的体温进行实时监测。本口罩用于测温的柔性温度传感器使用石墨材料。石墨与柔性传感器的结合有着独特的优势,例如较大的比表面积、独特的光学特性、优异的载流子迁移率、相对于其他碳的异性同位素更好的电学和热学性能。除了结构、工作条件的差异外,石墨传感器的优点主要在于可以根据应用情景进行调整。温度传感器中,温度的检测范围、灵敏度及重复性与石墨的热学性能有关。初代口罩见图 7-16。

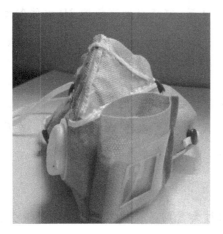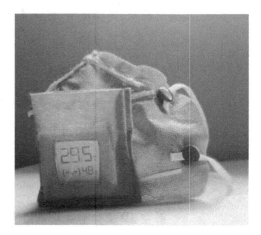

图 7-16　初代口罩实物图

2. 测压功能,提升佩戴舒适度

利用柔性材料制成的柔性应力传感器具有灵敏度高、灵活性强的特点,在医疗、保健和监测等许多领域都有着广泛的应用和良好的发展前景。柔性应力传感器由于其灵敏度高、结构简单、检测范围宽、易于小型化与集成化而被广泛研究。所以,我们将柔性应力传感器用于口罩测压,减少口罩对人的压力性损伤。指示灯中包含着三个发光条,内有三个控制监测系统,代表着不同的检测指示,分别是温控、压力控制和呼出气体检测。温控由红色灯控制,若温度过高,则红色灯亮起,使用者根据指示灯的闪烁来判断口罩使用情况。

3. 功能模块化

该口罩结构功能多样化,为方便不同人群的使用,可根据需要替换或拆卸内部模块(如测压、测温模块),达到精准使用和高性价比的效果。

(1)检测人体呼出的丙酮气体浓度,实现早期疾病诊断:柔性丙酮气体传感器可以检测人体呼出的丙酮气体浓度。丙酮与柔性材料的结合,不仅可以让人们对自己的健康程度进行简单的自我分析,还可以为医生判断疾病提供依据。例如,肺癌是一种对人体健康威胁极大的恶性肿瘤之一,患有早期肺癌的患者常伴有体温升高、心率增快的特征,并且呼出气体中丙酮气体的浓度一般超过1.0ppm,而正常人呼出丙酮气体浓度为 $0.3 \sim 0.9$ ppm。因此,通过检测患者的体温、心率和呼出气体的丙酮浓度,可以进行疾病早期诊断。

(2)心率监测功能:利用柔性材料制成的柔性应变传感器,不仅可以对人体关键部位的应变进行监测,还可以实现心率的实时测量。

(3)耐水洗,可重复利用:该口罩所使用的外壳材料耐水洗,可以使用一般消毒液浸泡消毒,垫片可更换,较普通口罩更加安全高效。

(4)过滤效率高:该口罩具有很好的过滤性、阻隔性、保温性和吸附性,过滤效率大于等于95%,安心可靠。

(5)3D立体构架:该口罩使用3D立体构架,拥有更大空间,让佩戴者轻松呼吸;密封设计使口罩舒适贴合佩戴者面部。

(6)佩戴灵活:该口罩拥有灵活的佩戴方式,佩戴者可以根据自己头围大小选择合适长度,增强舒适度。

(7)适用范围广:适用于日常生活、医疗场所、建筑工地、化工工厂、纺织厂等各种环境。

四、商业模式

1.针对个人

针对个人主要采用线上营销的方式,设立官方账号进行产品推广。在各大电商平台设立品牌旗舰店,由专人管理线上销售与售后服务。

2.针对企业

针对企业主要采用线下营销的方式。首先与一些非营利性机构(如养老院、康复院、小区等)联合,可先邀请用户体验以考察效果;其次,上海健康医学院护理与健康管理学院在上海有50多家社区实习点并且长期保持着融洽的关系,其可支持产品投放,实现试用推广,后期可达成长期合作。

五、营销策略

近几年来,随着国家对个人安全防护重视程度的加强以及尘肺病等职业病的发病率的增长,专业性口罩的市场空间巨大。我们面向口罩的使用人群,做出了以下五条营销方案。

(1)在创立初期阶段,通过发传单、短信、广播、网络传播、媒体发布等方式进行产品推广。

(2)如前所述,与一些非营利性机构及社区实习点联合,实现试用推广。消费者初期提交试用申请书,我们会在一定时期后收集使用感受与评价,综合各方意见对产品升级改良。

（3）在各大医院和药店进行实地推销：口罩是比较常用的医疗用品，且消耗量较大，一般药店都会有口罩存货供广大用户选购。医护人员长期处于高危工作环境，职业暴露的危险性不断增大，佩戴口罩在预防和控制院内感染中必不可少。因此，与医院的医疗器械部门沟通协商产品准入，与医院的行政部门协商海报宣传等，在一些医疗器械商店上架或在医院设立试用点，提供免费体验的服务并同时收集试用者和医护人员的意见和建议，以便加以改进。

（4）设立社交官方账号进行产品推广：在账号中推送使用教程、健康小知识、养生小常识等文章（后期可以开发付费课程）。通过举办节日促销、广告抽奖、真人反馈等活动提高产品关注度与品牌知名度。在各大电商平台设立品牌旗舰店，由专人管理线上销售与售后服务。

（5）与本地食品生产加工厂商合作：为确保食品卫生问题，食品生产加工厂里的工作人员需要佩戴口罩，因此，可将口罩长期供销给食品生产加工厂商。

六、财务分析

（一）预算财务报表

公司第一年的现金流量表、负债利润表、预计资产负债表分别见表7-20、表7-21、表7-22。

表7-20　现金流量表　　　　　　　　　　单位：万元

项目	第一季度	第二季度	第三季度	第四季度
一、经营活动产生的现金流量				
会计利润	（50.28）	（87.30）	272.91	564.62
加：应付账款增加额	4.61	15.10	21.49	35.41
折旧	12.20	14.24	17.69	19.68
摊销	3.00	3.40	3.88	4.17
减：应收帐款增加额	22.68	38.00	69.63	101.95
经营活动产生的现金流量净额	（44.13）	（82.56）	251.33	514.96
二、投资活动产生的现金流量				
购建固定资产所支付的现金	112.00	0.00	0.00	0.00
投资活动产生的现金流量净额	（112.00）	0.00	0.00	0.00

续表 7 - 20

项目	第一季度	第二季度	第三季度	第四季度
三、筹资活动产生的现金流量				
吸收权益性投资所收到的现金	180.00	0.00	0.00	0.00
现金流入小计	180.00	0.00	0.00	0.00
偿还借款所支付的现金	0.00	0.00	0.00	0.00
偿付利息所支付的现金	0.00	0.00	0.00	0.00
偿付股金所支付的现金	0.00	0.00	78.57	170.89
现金流出小计	0.00	0.00	78.57	170.89
筹资活动产生的现金流量净额	180.00	0.00	(78.57)	(170.89)
四、现金及现金等价物净增加额	17.87	(80.56)	162.76	348.05

表 7 - 21　负债利润表　　　　单位:万元

项目	第一季度	第二季度	第三季度	第四季度
一、收入	992.96	1185.00	1472.58	2494.73
减:成本	769.13	852.30	947.50	1116.90
二、毛利润	223.83	332.7	525.08	1377.83
减:销售费用	7.5	6.00	6.20	6.20
管理费用	15.4	15.40	10.40	10.40
三、利润总额	200.93	311.3	508.48	1361.2
减:所得税	26.82	37.32	46.22	100.53
四、净利润	174.65	273.98	462.26	1260.67

表 7 - 22　预计资产负债表　　　　单位:万元

项目	第一季度	第二季度	第三季度	第四季度
资产				
流动资产:				
货币资金	21.16	23.04	148.55	297.50
应收账款	20.68	30.53	97.16	207.11

项目	第一季度	第二季度	第三季度	第四季度
存货	24.00	48.00	93.00	118.00
流动资产合计	65.83	101.57	338.71	622.61
固定资产净值	91.80	79.56	64.87	47.25
无形资产净值	38.00	35.60	32.72	29.55
资产合计	195.63	216.73	436.30	699.40
负债及权益				
流动负债:	0.00	0.00	0.00	0.00
应付账款	15.63	36.73	65.22	103.67
负债合计	15.63	36.73	65.22	103.67
所有者权益:				
实收资本	180.00	180.00	180.00	180.00
盈余公积	0.00	0.00	25.83	56.60
未分配利润	0.00	0.00	165.26	359.13
所有者权益总计	180.00	180.00	371.09	595.73
负债及所有者权益总计	195.63	216.73	436.30	699.40

(二)财务报表分析

1.偿债能力分析

公司的资产负债率一直控制在一个比较低的水平,本项目的长期偿债能力很好,偿债很有保障,贷款安全系数比较高,降低了公司的财务风险。

2.盈利能力分析

国家对口罩等防护产品开发政策的支持,社会对防病毒口罩的需求,都刺激着口罩防护产品和服务的发展。

新空 3D 立体智能口罩在盈利模式上,以直销为主,具体措施如前所述。

八、点评

此项目获得 2020 年"大学生创新创业训练计划"项目上海市立项资金支

持,获得 2020 年第十届全国大学生电子商务"创新、创意及创业"挑战赛上海赛区选拔赛一等奖,第六届中国国际"互联网＋"大学生创新创业大赛上海赛区选拔赛(高教主赛道)铜奖,第五届"汇创青春"上海大学生文化创意作品展示活动产品设计类三等奖等荣誉。

　　本项目与之前所展示的项目类似,都是从现实护理专业实际需要出发,在疾患中、爱心中寻找相关护理问题。项目以口罩紧缺、功能单一为突破口,提出测温、测压、进行简易生命体征检测等一体化解决方案。学生制作出简单的口罩实物,并在小范围内试用,为今后就业工作综合能力的提升打下基础。

参考文献

[1] 叶明全,陈付龙."互联网+"大学生创新创业基础与实践[M].北京:科学出版社,2017.

[2] 阴国富,花妮娜.应用型高等院校创新创业教育模式研究——基于互联网+[M].北京:科学出版社,2018.

[3] 王冀宁,陈红喜.大学生创新创业教育案例集萃和实践指南[M].北京:科学出版社,2020.